# 好好照顾您

台大老年医学专家，
教你照护爸妈，
不可不知的10大迷思与
14项困扰

詹鼎正 / 著

台大医院金山医院分院副院长
美国约翰霍普金斯大学老人学与长期照护博士

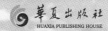

华夏出版社
HUAXIA PUBLISHING HOUSE

后青春，更超越青春。

后心理、健康、照护，到尊严的告别，

我们重新启动一个美好的人生后半场。

# 目录

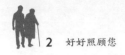

2006 年我从美国回来时，刚好台大成立老年医学部，从原来的 3 个主治医生、18 张床位发展到现在 6 个主治医生、42 张床位。部门在慢慢成长，我也从一个年轻人变成头发花白的中年大叔。

一开始，在医院跟别人说我们是"老年医学部"的医生，大家常常"一头雾水"。很高兴，这些年来，老年人的议题越来越受到重视，现在大家会说："啊，老年医学是一个很有未来的专业。"

这些年来，慢慢地我也有了自己看病的风格。我其实不是个太严格的人，也很喜欢与病友商量，所以大部分的爷爷奶奶会觉得来看詹医生还是很轻松的。不过，短短的门诊时间，很多老年人的自我照顾、保健之道，都只能淡淡提一下。于是，我常常在想，有没有办法写书，让老年人自己看、自己学，就不用讲到"有嘴无涎"？虽然之前我也出版过一些与老年人相关的书籍，但我妈妈常说："你写的书很像教科书，可能真正有需要的老年人会看不懂。"这一次，宝瓶文化公司来找我合作，想要用另一种方法出书，先请人采访我，然后整理出文章来修改，这样的模式果然亲民多了。

其实只要谈到照顾老年人，我的外婆一直是我最好的病例，我也一直以能照顾她的健康为荣。

外婆在 2014 年以 104 岁的高龄过世，她走得很安详，没有遗憾，但最后的 10 个月却过得有些辛苦，也留下一些可以讨论的议题。我想，如果有机会重来一次，或许大家会有不同的想法。

外婆长期以来有糖尿病、心衰竭、中风、甲状腺功能亢进、骨质疏松以及严重重听等问题。她行动不便，过去十年来都需要保姆照顾，但她老人家一直是个笑口常开的老菩萨，每天快乐地吃饭、看电视、刷假牙、睡觉，以及坐在椅子上踢踢脚当作运动。慢性病在老年科医生的控制下，也都还算稳定。除了最后一年外，几年来，住院的次数是能用指头数得出来的。

比较大的问题发生在 2008 年，有一天，因为外婆的尿布上有血，我给她做了指检，发现长了一个肿瘤。由于外婆有多重共病，当时预估的平均余命可能不到两年，而直肠癌又是一个发展不会太快的疾病，再加上快100岁的老人家如果开刀，风险也大，所以我们在家族会议中决定暂不处理，先观察。坚强的老人家，除了偶尔有些肛门出血外，一直没有什么不舒服。

2013年8月，外婆肚子痛，照了CT后，发现大肠癌加重，引发败血症、休克，需要马上开刀，否则当夜可能就会过世。

舅舅、阿姨们决定开刀，清清肚子，控制感染。开刀很成功，但外婆的气管插管无法移除，最后气切，需要使用慢性呼吸机。在医院住了两个月左右，等回到家中，就使用家用呼吸机。就算这样，外婆还是快乐地看电脑中的连续剧，以及阿基师的烹饪节目，弥补一下呼吸机不能进食、只能用胃造口进食的遗憾。

只是，平均一至两个月，她就会因为肺炎或其他感染住院，其中还发现休克时下肢缺氧，造成骨髓炎，但又因下肢动脉严重阻塞，血流不畅，就算使用抗生素也是效果有限。

在部里的病房主治医生陈人豪主持的家庭会议中，长辈们觉得外婆半年多来的生活质量实在很差，所以决定不再给她治疗骨髓炎，回家接受安宁缓和医疗照护。

在外婆过世之前，又因中风住院了一次。出院一周后左右，可能真的是时间到了，凌晨3点，我妈妈还跟外婆道晚安，5点多，保姆发现呼吸机显示异常，因此叫我去看，但已来不及了。

家人们虽然很伤心，但其实也替外婆感到安慰，因为她终于获得解脱。如果再来一次，或许在2013年8月时，大家会选择不开刀，让外婆好好地走，让她少受一些苦。只是当时太紧急、太不舍，也无法预料到管子会拔不掉，造成后续一连串的问题。

其实，在很早以前，我们全家人（包括外婆本人）就有共识，如果情况不好，会以放弃心肺复苏术（DNR）为原则。不过那次遇到的状况，是开刀一切顺利，是能救命的，也还没有到末期，所以大家才会想拼一下。

其实，就算自己是医生，一旦遇到亲人的紧急状况，还是很难下决定。本书中，我们也特别开设了一个单元"陪伴爸妈，走无憾的人生"，来讨论这些困难的决定。除此之外，我希望这本书以一种相对轻松的方式，带领大家看待老年人的健康问题，而且希望是从子女的角度出发。当然，长者如果能自己看，应该也会有收获。

　　宝瓶文化公司一开始来找我的时候，是先用"照顾爸妈的10大误区"来破题。因为很多照顾老人家的观念，病友／家属与医生常常不太相同，可是又不一定有机会沟通。其中，像我最喜欢谈的一个误区就是"吃维骨力（葡萄糖胺），可以预防骨质疏松症"。在门诊，我真的遇到很多老人家，当他们被诊断出骨质疏松的时候，都会一脸惊讶地对我说："可是……我都有吃维骨力啊！"那时，我就要不厌其烦地再重复一遍："维骨力是治疗骨关节炎的，所以不论怎么吃，骨质都不会变好。"解释的次数多到连助理都会背了。

　　另外，我们还设计了"照顾爸妈，子女最头痛的14项困扰"，每一篇都只有短短的五六百字，这也是在澄清一些观念。而另一个大单元"爸妈生病时，如何正确就医与照顾？"其实是在讲一些老年人常见的老年病综合征，以及老年慢性病，这与之前的两本书《你应该要知道的老年医学》及《活过一百岁很容易》的内容相呼应，但是内容相对简单，强调的是自我照护，去掉很"医学"的内容。希望这次詹妈妈不会觉得像是在念教科书，一看就睡着了。

　　本书的完成，离不开最重要的两位推手：一是精心策划的宝瓶文化公司的张纯玲小姐，二是采访并妙笔生花撰稿的

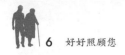 

孙蓉华。

　　之前的两本书，是报社的文章集结下来的，差不多三年才够集结成一本。口述、录音修改版果然厉害，可以在几个月完成，而采访撰稿者比较令人惊艳的撰写部分是一个个生活化的例子，不像之前我的例子都是从门诊或住院病人而来，写起来像是病例分析，怪不得詹妈妈看不下去。

　　新的尝试也要看读者捧不捧场了，如果大家看了有什么指教，可以反馈给出版者，让我们有成长、进步的机会。也希望大家觉得这本书的内容是实用的，对老年人的健康照护有所帮助。

　　最后要提到的是，计划总是赶不上变化。当我把这本新书写好、自序拟好的时候，却忽然发现从 2015 年 1 月 5 日起，即将被调到台大金山分院担任副院长一职。除了非常感谢总院黄院长给了我一个成长的机会外，对于要离开服务了 8 年的工作岗位，我其实心里也是万分不舍。在此特别感谢老年医学部的伙伴过去 8 年来群策群力，努力拓展业务，也祝福大家在新的主任领导下有更好的表现。

# 照顾爸妈，子女最头痛的 14 项困扰

## 1. 偷偷吃"电台药"，怎么办？

在我的门诊里，常常会有病人家属带着老人过来，说不知道老人买了些什么"电台药"吃，感觉有些害怕。

其实除了电台药，也有些"买药团"，就是召集一群老年人搭游览车，观光一天兼卖保健强身药。吃过此药的老年人会说，吃了真的全身都有力。不过子女却说，那些药看起来让人有点不安，不知道里面有没有添加类固醇，所以带来让我看看。除了这两种方法，现在还有电视购物、网购，所以其实老年人有很多渠道可以吃到不是医生开的"药"。

不管是"电台药"还是买药团的药，这些大部分都是保健品、中药或经过包装后的成药。如果在食品药物监督管理局登记备案，那么可能有基本的安全保障；但如果找不到登记字号的，可能就要很小心。

因为有些标榜是保健品或纯中药的药里，不但放了一些西药，有些还是被禁用的药，这样其实很危险。

为了了解老年人为什么这么爱买"电台药",我偶尔也会听听电台的药物广告。他们的产品都很神、超级完美,听得我都心动,而主持人又超级好,很关心听众。我了解到,很多老年人买"电台药"是买一种感觉,一种被关心、被注意、被在乎的感觉,其实他们不一定会吃药。

所以,与其一直生气或责备老人乱买药,损害自己的健康,子女们倒不如平日多关心老人,或许他们对买药的狂热程度就会降下来了。

## 2. 很会忍疼,明明不舒服,却拒绝看医生

我在门诊常常看到一些老年人,可能是脚有退化性关节炎,或是患了背部骨刺、椎间盘突出、压迫性骨折等压迫到神经的病痛。

我问他们疼不疼,如果老人回答我:"蛮疼"、"很疼"……我就会给他们开止疼药。

可是我发现,给他们开的止疼药,他们常常不愿意吃。因为老人觉得止疼药伤肾、伤胃,所以宁可忍着痛,即使都造成行动不便了,也不吃药。

甚至还有些老年人觉得人老了,难免会这里疼、那里疼,

这是自然且正常的现象，所以连医生都不去看，更不用说治疗了。

这几年，医学界一直在推一个概念，疼痛是第五个生命征象。也就是除了体温、心跳、血压、血氧之外，疼痛是最重要的。

一个人不管年纪多大，疼痛绝对不是正常老化的一部分，所以，有疼痛就应该找医生检查，判断身体出了什么问题。当然，很多疼痛是慢性的，也不是说看医生就会好，但至少可以确诊，而且大部分疼痛是可以控制的。针对慢性疼痛，如果是可以治疗的，西医就会尽量从根源下手，例如类风湿性关节炎。但是不可讳言，大部分的慢性疼痛，多少需要一些止疼药来控制症状。

几乎所有的老年医学专家都同意，开给老年人的第一线止疼药应该是与"普拿疼"成分相同的药物。这类药物或许止疼效果没那么强烈，但相对安全，不伤胃、不伤肾，如果没有大量地吃，也不太伤肝，所以老人可以放心。

另外，有一些慢性疼痛可以透过复健改善。当然，如果是膝关节严重磨损，疼痛加重，甚至造成行动不便，可能就只有开刀治疗了。

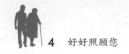 

最后，还是希望老年人别忍痛，好好看医生，对症下药，这样才能改善生活质量。

### 3. 有一点小病痛，就每天往医院跑

台湾地区的老年人爱看病吗？有个老人一年就用医保卡看了 400 次的门诊。

很多事都是过犹不及，我们不希望老人有病痛时苦苦忍受，不去看病，但如果一年看好几百次，这也是不正确的。尤其不同科、不同医院的医生，用药不太会彼此交流，所以常会发生重复用药的情况，这对老人的身体反而不好。

这几年，医保办在各个医院推动"整合性医疗"，希望透过整合，病人可以少看一些医生，少用一些药，这不但能改善就医质量，也能减少老年人需要经常就医的痛苦。而经常看病的老人，最适合看整合性门诊了。

老人如果一直重复就诊，常常是问题没有得到解决，或是有些观念没有得到澄清，所以才会四处看医生，希望找到答案。

或是老人会觉得每一个问题都要找一个医生，如果身体有 5 个问题，看了 5 个科，每科每 1 ~ 3 个月都要复诊一次，中间可能还要抽血或做其他检查，这样老人就会经常来医院了。

　　至于一些观念上的问题，常常涉及一些无法治愈、只能控制的疾病，但老人并不知道，他们觉得一定要看到"好"才行。其实有这样病的人不管看多少医生，最后都会失望。有时候，我会好好跟老人说明，让老人了解某些病是要控制，而非治愈，减少老人要不断去医院就诊的焦虑。

　　当然，如果子女发现家中老人的生活重心是去医院看门诊，不妨问问老人身体哪里不舒服；或者若时间许可，陪同老人就诊也是不错的方式。

## 4. 看了医生，拿了药，却自行改药量

　　老年人常常有很多慢性病，医生也会给他们开很多药，但研究发现，会完全乖乖遵循医嘱用药的老人差不多只有一半左右。另外，当开药种类越多及每天需服药的频次越高，老人服药的遵从性就越差。

　　有时候是老人忘了吃药，有时候却是老人自行调整剂量。

　　我常常跟病人说，药物通常分两大类：一类是控制疾病的，一类是控制症状的。如果是控制症状的药，其实可以调整，例如止疼药，通常是有疼痛才吃；或例如便秘药，如果排便顺畅，也不一定要每天服用。所以，如果是这种类型的药

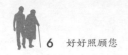

物，门诊 3 个月复诊 1 次，我常常会只开 1 个月的药量，让病人需要时使用。

但控制疾病的药，并不建议自行调整，尤其是针对糖尿病、高血压、高胆固醇血症等常没有症状的病，而这种类型的病，就是要使用药物，把"指标"控制在一定的范围。在门诊里，常常有老人的血糖控制不好，我一问才知道，本来一天吃 2 次的药，老人只吃 1 次，这当然就无法达标了。

我又问老人，为什么不吃药。老人常回答："怕药吃太多，伤肾又伤肝。"其实现在的药物大部分都相对安全，大部分的医生也都会定期监测患者的肝、肾功能。如若觉得身体功能异常可能与药物相关，也可以调整药物，也就是说，如果老人的血压、血糖没控制好，最后反而造成肾脏病变，这真的是得不偿失。在了解了这些问题的严重性后，我希望老年人可以按时服药，或者如果想要调整剂量或服用的次数，必须先与医生商量。至于子女们，可以提醒老人，如果有需要，也可以陪同老人家就诊，当面与医生沟通。

## 5. 常常哀叹老了没用，想结束生命

老人如果常常哀叹自己没有用，想结束生命……这些绝对

不是正常老化的一部分，而是要担心老人家有没有抑郁症。

年轻人常觉得老人日薄西山，退休后又没有生活重心，所以心情应该会不好吧？不过，研究发现，老年人重度抑郁症的比例，并没有比成年人高。所以随着年纪增长，老人其实会自己找到生命的意义，并不会特别抑郁。

但是，如果遇到一些重大变故，例如老伴过世，老人确实可能会因为适应不良而心情不好。

所以，如果老人真的感到沮丧，或总是提不起精神来做事，那么，应该让医生评估有没有抑郁症。在我们常用的"老年抑郁量表"里，就特别罗列"没有用"、"不想活"这两项。

如果老人真的有轻生的念头，尤其是心里已经在计划的，这就是属于精神科的急症，要赶快去急诊评估、治疗，否则等到悲剧真的发生就来不及了。

一般来说，老年人都不太喜欢去看精神科，也不太会承认自己心情不好，但他们常常会用很多身体上的症状来表现，例如头昏、胸闷、肠胃不适、睡不好或喘不过气等等。

遇上这样的老人，我会特别警觉，通常会再追问："爷爷（或奶奶），你是不是心情不太好……"许多潜在的老人抑郁人群，就是因这句话而显现。

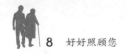

为人子女如果发现家里的老人常常长吁短叹，或是活动力降低，那么就要尽快带他们去看医生。

## 6. 明明有糖尿病，却完全不忌口

糖尿病如果要控制好，药物、运动及饮食控制，这三者都同样重要。如果无法做到其中一项，要顺利控制糖尿病，恐怕很难。

我常常对患有糖尿病的老人说，如果能够严格控制饮食，又天天运动，那么当糖化血红蛋白好到某种程度时，药物是可以减量的。甚至有些患者最后只需要饮食控制，而无须吃药。

反过来说，如果一个糖尿病患者没有做好饮食控制，他的药物不但需要一直增加，甚至连打针都不一定能控制住糖尿病的症状发展。

很多老人会跟我说："医生，我都不吃糖，饭也只吃一点点，为什么糖尿病还是控制不住呢？"

我仔细问了一下，原来老人不吃米饭，却吃了很多馒头、红薯，这些都是会让血糖飙升的淀粉啊！

这类难以控制饮食的糖尿病患者，我通常建议他们与营养师或糖尿病专科医生谈一谈。另外，若老人不是自己煮饭，那么，把家里煮饭的人带来与营养师沟通，也是个好方法。

## 7. 肾不好，却又迷信偏方

台湾慢性肾病的高发病率及肾透析率，其实是很有名的。

肾透析病人最常见的原因是由糖尿病、高血压所引起的肾脏病，但在一些不明原因的肾功能不好的患者中，药物、毒素是要考虑的因素之一。所以，在我门诊就诊的老人，如果他们本来稳定的肾功能在几个月内快速恶化，通常我都会问对方，最近吃了什么新的中药、西药或保健品，有时停用这些药物或保健品后，肾功能就会改善。

必须特别提醒的是，大多数慢性肾病是不可逆的。有些老年人相信一些偏方，认为服用会改善肾功能，可是吃了一阵子，指标并没有改善。所以，如果不是已经被临床证实有用的保护肾脏的药物，我们不建议使用。如果只是没有效果倒还好，就怕反而造成肾功能恶化，到时后悔莫及。

大体上来说，肾不好的老人，所有的用药都要相对小心。西药并不是一定会伤肾，而是随着肾功能变差，剂量要减少，或是当肾功能差到某种程度时，不再使用。

至于中药、西药、保健品等，如果真的要使用，还是要定

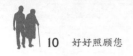

期监测肾功能。

## 8. 反应很不灵敏，却坚持骑车、开车

老年人可以开车或骑车到多大岁数，一直是一个很有争议的问题。

一方面，如果老人的认知功能不好，反应不灵敏、行动不便、视力不佳，但还是要骑车、开车，那么发生交通意外的风险会增加。不久之前，美国报道过一位失智老人开车上高速公路，发生连环大车祸的事件。

另一方面，如果在比较偏僻的地方，没有车就好像没有脚，那么不让老人骑车、开车，不但生活很不便，每天都把他们关在家里，也是不健康的方法。其实，老人的健康状态若不是很好，他们自己在骑车、开车时也会担心，也会慢慢减少开车、骑车的次数，甚至后来就不骑了。

如果遇到太固执的老人，家人怎么软硬兼施、好说歹说都没用，那么不妨寻求医生协助。医生通常还是会站在专业角度来评估，看看老人是不是健康状态差到不适合开车、骑车的程度。

国外的做法通常是医生会转介有开车风险疑虑的老年人接

受驾驶评估，看看还可不可以开车。对于不能通过评估的老年人，国家有权利收回驾照，这也可以参考。

如果老人平时都是自己开车、骑车，忽然被禁止骑车、开车，他们会很不习惯，所以家人或子女要先做好其他替代措施，才不会让老人因生活空间大幅减缩而导致心情不好。

## 9. 烹调食物时，又咸（否则没味道）又油腻（说这样比较香）

虽然现代人都知道，少盐、少油、少糖的饮食比较健康，但不可否认，这样的食物常常没有味道，不好吃。

尤其是老年人的嗅觉、味觉都在退化，他们常常需要一些比较重口味的食物，不然就觉得不好吃、食欲不佳，如果因此瘦下去，也不健康。烹调食物时，要在美味与健康之间找个平衡，有时是很难的。

之前曾听过台大营养科郑金宝主任的演讲，她说："想要有味道，又不想太油、太咸，其实可以从食材及调味料下手，例如，用点菠萝，会酸酸甜甜的；或用些中药材等等，都可以提味。坊间也有许多健康食谱可以参考。"

不过，如果遇到营养不良、很瘦，每天的食量都不到正常人一半的老年人，我的建议是，不管什么食物，只要老人愿意吃才最重要，而食物是否健康、营养是否均衡是其次。因为我们要先求量，再求质。就算是炸鸡、薯条，对于营养不良的老年人，只要想吃都可以。

## 10. 听力不好，却不愿意戴助听器

我的外婆从 70 岁左右就已经有很严重的听力问题，我们给她配过好几个助听器，可是她宁可比手画脚，也不愿意佩戴。

到她 104 岁高寿过世前，我们与她沟通，都一直处在要在她的左耳（比起右耳，左耳听力好一些）边大声叫的状态下。

其实，像外婆这样的老年人很多，他们听力不好，却又不愿意戴助听器。为什么呢？大部分的老年人是有一些不太好的体验，例如，戴上助听器时，常常会有吱吱声等。也有老人觉得听力不好没什么大不了的，他们不太在意，也不去看医生。很多研究发现，听力不好的老年人，生活质量较差，而且社交功能也会退化，有时还会疑神疑鬼，担心人家在背后谈论他们。

近年来，助听器日新月异，设计得越来越好，也越来越

小，如果老人的听力真的不好，我还是希望老人能戴助听器。

在门诊里，若遇到听力不好的老人，我会用一个长得很像听筒的沟通辅助器，放在老人的耳边，有收音放大的效果，我和老人之间就不用吼来吼去。不过，要特别提醒的是，老人的听力不好，医护人员不应大声高八度，反而应该要放慢语速、低音，让老人看到我们的嘴型，这样老人才容易听得到。另外，很多老人听不到，不光是音量的问题，有时候是辨字的问题。所以老人听不到时，不要一直重复说，而是要换一个说法，用不同的字表达，也许老人就能了解了。

## 11. 冰箱里的过期食物"只要冰着就不会坏"，可以继续吃

老年人爱惜物品，很多东西舍不得丢，所以冰箱里经常会有过期的食物与药物，而且还继续吃。其实冰箱只是把温度降低，让东西不会坏掉，但如果过了保质期，还是不建议食用。

食物过期，可能会滋生病菌，吃了会拉肚子；药物过期，可能会失效，无法达到治疗的目的。

我们医院就发生过一起这样的事件。一位心脏不好的病友，医生帮他开了舌下含片备用，但药片过期了病人却不知

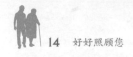 

道，吃了之后患心绞痛，最后被送急诊。

所以，要定期检查冰箱，看到过期，或是无法确定是否在保质期之内的食物或药品，建议要清理掉，这样冰箱也不会永远堆满东西。

这一点，在近期的医院评鉴中受到很大的重视。已开封的药品或食品都建议用贴纸标上日期，看可以用到何时，例如，一些外用药，开封后一个月内要用完；一些熟食，开封后一至两天要吃完，如果超过期限，就建议清理掉。

## 12. 面对医生，无法讲清楚自己的症状

看病就像侦探探案。老师们都说，一个病人要得到一个好的诊断，病史占八成，身体检查与其他检验、影像检查各占一成左右。如果老人可以把来看病的问题说清楚，通常会让整个看病的流程更顺畅。

有时候，老人可能不太能够清楚地描述症状，其中最常见的几个原因是：（1）认知功能不好；（2）中风失去表达能力；（3）听力不好，难沟通；（4）有些已经长期卧床的老人，完全不会说话。

此时，我们通常需要家属帮忙，从家属的观察来找出一些

线索。另外，还需要各式各样的检查，这也是看到如果主诉不明的老人，不管是门诊或急诊，常常会抽比较多的血、安排比较多的检查的原因。

如果患者还有不错的表达能力，医生会引导病人说明病情。

其实，就像讲故事一样，病情不外乎是人、事、时、地、物。从这些描述中，医生归纳出一个可能的方向，然后再进一步做检查，可以省时省力。

有时候，也可以借助一些方法，例如，中风的患者，不能说话或重听，那么可以试着用纸笔写字交谈等等，医生还是可以从中得到一些信息。

## 13. 生病的老人没有生存意志

生病的老人到底会不会失去生存意志？这其实是一个复杂的问题。一般来说，有些特定的疾病，如中风、癌症、心肌梗死、帕金森病等，使老人抑郁的机会确实会提高，而很少听到有高血压等慢性病的人因为得病而心情变得非常不好。

如果老人身上同时有多重疾病，加上生活能力不佳，他们确实常常会心情不好，有时候评估起来，就会达到抑郁症的诊断标准。

当老人说："我每天身上这么多病痛，还不如死去好了。"这时候，医生能做的通常有两个方面，第一个是针对慢性病，尽量把症状消除，例如，骨关节炎，走路很疼，那就要劝老人吃止疼药、多活动，让生活技能好一些。另一方面，如果已经有抑郁症的老人，就可以考虑进行药物或心理治疗。我常跟老人们说："抑郁是大脑中的神经内分泌出了一些问题，如果用药物把内分泌调节一下，你们就可以正向思考，这样对心理健康、身体健康也都有好处。"

另外，如果老人真的不想活了，这是绝对不能忽视的。

我的经验是，这一类有着多重病痛的老年人，他们常常会说活着没意义。这是一种感叹，很少会有实际的行动。如果感觉老人真的很执着，而且还有计划，就要赶快送急诊或马上转精神科，以免发生意外。

## 14. 对于太过坚强的老年人，如何发现他的异常

有些老年人不舒服会告诉家人，或去看医生，但也有些老人，什么事都放在心上，不跟别人说。家人如果问他们有没有不舒服，他们都会说没事，非要撑到不行了，才会求救。

作为子女或家人，如果想要发现坚强的老年人有没有问

题，其实要有很敏锐的观察力。举例来说，如果是关节疼，老人走路可能会一跛一跛的；如果是发热，老人可能会表现出全身无力，不太爱下床，食欲不好。

一般来说，如果发现家中的老人这几天急速变化，怪怪的，跟以前不太一样，就要劝他们去看医生。

如果老人很不愿意看医生，但家人又觉得他们不太对劲，那么可以在家里先帮老人量体温、血压、心率，并且问问老人，有没有哪里不舒服。

如果老人发高烧、血压很低、心跳快、呼吸快，或严重疼痛，这时候，家人就要半强迫他们就医了。甚至如果情况看起来很危急，就不要看门诊，而是要看急诊。

总之，老年人的临床变化有时候非常急速，所以家人要常常保持警觉，如果觉得老人有一些大的改变，就要尽快就医。

# Part 1

## 照顾爸妈的 10 大迷思

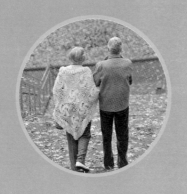

# 为爸妈烹调食物时，一定要做得"软乎乎"？

食物还是要兼具色、香、味，老人才会有食欲，也才会健康。

我建议长者或照顾老人的子女可以与医院的营养师商量，如何兼顾美味与营养。例如，肉不能吃，就可以换吃鱼；整块肉咬不动，就可以换成肉泥，并不是一定要煮到"软乎乎"。

阿春婶在上个月住院3天，当她回家休养时，邻居看到她，都吓了一跳。

因为阿春婶看起来很没有精神，原本圆润的她瘦了好几千克。

大伙儿问她："怎么了？是哪里不舒服？"

阿春婶叹了口气说："就是前一阵子感冒不舒服，又一直

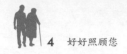

咳嗽。我儿子很紧张，就叫我住院检查，结果住院时医生怕我用假牙不方便，就拿掉假牙，后来假牙竟然装不上去了。我没有办法吃东西，就只好吃流质的食物，而且难吃死了，根本吃不下，一吃不下就瘦了。"

邻居们七嘴八舌地给建议，要她赶快去调整牙齿，好正常吃东西。除了阿春婶，邻居邹伯伯也说，他有一位老友就是因为吃东西时常常呛到，只好装鼻饲管，但如此一来，就不能享受食物的美味了，很惨呀！还有一位邻居说，她女儿为了营养均衡，但又怕她不好下咽，就把食物都打成糊状。她很感动女儿的孝心，但那真的很难吃呀！

一群老年人感慨，人老了，日子就一定要过得这么辛苦吗？

很多人为了怕老人进食被呛到，就改变烹调方式，除了尽量将食物煮得软烂外，也会把食物装入果汁机、加水搅拌，打成泥状，这样虽然进食方便，但对老年人来说真的很可怜。

我在门诊时，就常常有老人哀求地对我说："医生，可不可以用别的方法呀？"

食物如果没有味道，就会影响食欲。老人食欲一旦不好，吃得少，就会造成营养不良。

家人会给老人提供软烂食物的原因：

（1）牙齿问题。

（2）吞咽功能不佳。

（3）容易呛咳。

## "装不上去"的假牙

　　其实多数老年人都装假牙，有的更是全口假牙。如果假牙能维持正常运作，当然没有问题，但如果有一段时间没有戴假牙，牙龈的牙肉就会萎缩，原来的假牙就可能会装不上去，或者装上去后，因为牙龈浮肿而牙疼，就难以继续戴假牙。

　　一个人一旦失去了牙齿的咀嚼功能，就难以正常进食。有的老人住院 3 个星期，为了照顾方便或安全起见，医护人员或家人会先将老人的假牙取下来，但即使只是短时间没有使用，假牙也有可能会装不上去。

　　还有的情况是，病人因为住加护病房插管，或因容易呛咳而取下假牙，结果再装上去就有可能不会正常咬合，老人咀嚼起来会疼，就只好吃软烂或流质食物。

　　我建议老年人或照顾他们的子女可以与医院的营养师商量，

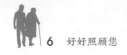

如何兼顾美味与营养。例如，肉不能吃，就换吃鱼；整块肉咬不动，就换成肉泥，并不是一定要把食物煮到"软乎乎的"。

## 除了要喝鸡汤，更要吃鸡肉

中国人习惯熬鸡汤，认为鸡汤才是最精华、最营养的。但对西医来说，要补的是肉类所含的蛋白质，不是那碗鸡汤。鸡汤当然也有营养，不过那是微量的营养素。

要长肉，还是要吃肉类，所以鸡肉不能完全不吃。如果老人真的牙口不好，咬不动，我会建议他们去调整牙齿。

当老人可以正常进食，吃一般正常烹饪的食物，就能维持基本的营养与健康。老人牙齿不好，吃得不够多、不够好，就会比较瘦。如果老年人太瘦，确实会有一些健康问题。

## 流质食物反而比固体食物更容易呛到

其实，大部分老人不会被大块的食物呛到，会呛到的反而是碎小的食物，而且流质食物比固体食物更容易呛到。

所以，半流质的食物比较好吞咽，至于被固体食物呛到，可能是运气很差才会遇到，或是本身就很容易呛到。

当老年人吞咽能力不太好的时候，首先要注意的是，一定要让他们将口中的食物充分咀嚼。若是咀嚼能力不足，又不小心在吞咽时"下错管"，万一部分食物跑到气管，就比较麻烦。

一个人的牙齿不好，会严重影响健康，因此保证口腔健康很重要。口腔要保健，就要有正确的刷牙方式，例如，刷牙时不只是刷牙齿，还要刷牙肉，并且要定期洗牙，处理蛀牙等，千万不要让自己满口烂牙，不仅会很难过，也会影响健康。

## 药物也会造成食欲不佳

另外，药物也是造成食欲不佳的因素之一，例如，有些药物会让嘴巴很干燥，或者是在进行化疗、电疗时，都会造成唾液分泌功能受损，导致没有唾液，嘴巴是干的，这时就要靠人工唾液辅助。

精神科开的安眠、镇静、抗精神病药，或感冒用的抗组胺

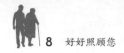 

◎詹医生给子女的贴心叮咛

　　当发现老人的吞咽能力不太好时，子女们或照顾者最需要注意的是，在老人吃东西时，务必给予充分的时间，让老人将口中的食物充分咀嚼，千万不要着急、也不要催，以免老人被呛到。

药物，也会造成口干。有个病人因为口干，以为是风湿免疫的问题，但看了七八个医生，一直未能改善。后来才发现他总共服用了 6 种精神类的药，药包上每种药都写着副作用是"口干"，所以他的问题是吃了 6 种精神类的药，每种都会口干，那么 6 种药，就是口干"乘以 6"，难怪看风湿免疫科也看不好。后来看到他吃的药，才找到原因。

　　如何解决口干的问题？方法是先设法刺激它生口水，例如，可以含点酸的，或者凉凉的喉片，有如望梅止渴。

　　当吃的药不能改变时，可以用行为去改变。例如，要多喝水，要注意的是"喝一口水"，而不是喝一杯水。其目的是要润湿嘴巴。

　　不管哪种原因造成进食受到影响，重要的是要查出原因。

当然老人如果可以配合做一些训练，例如，加强吞咽、咀嚼功能的训练，那么之后进食正常，就不需要再食用软烂的食物。

## 以加强吞咽训练取代插鼻饲管

如果医生判定病人仍有呛咳危险，那么有时确实会建议采用鼻饲管，不过不如想象的有效。

老年医学一般不是很建议插鼻饲管，反而是将重点放在加强吞咽训练上。因为管子预防的效果真的没有那么好，尤其是住在养护机构的老人，就算有了鼻饲管，常常也会因肺炎几个

◎詹医师给子女的贴心叮咛

站在老年医学的角度，如果老人没有牙齿，我建议务必考虑植牙或戴假牙，因为对老人来说，这样才能使他感受到食物的色、香、味，才会有食欲，也才能完全吸收食物的营养，更能让老人身体真正的健康。

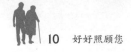

月住院一次。

　　病人都觉得看病就是要让坏的情况变好，但残酷的现实是，有的身体情况随着年龄渐渐变差，即使治疗，也只能推迟与控制病情，往往无法再回到从前。医生不是万能的，除了一些急性病可以完全治愈之外，并不是每种疾病都会治好。还是要靠个人有好的生活习惯，并配合医生建议的治疗，才有机会让健康保持得久一点。不一定因牙口不好而吃软烂的食物，反而要让自己吃得更好些，营养更均衡些，才可以活得更健康！

## 爸妈有多重慢性病时，一天吃十几颗药无法避免？

"高血压药吃了，就不能断哦！"其实，这个观念是不正确的。

如果老人能控制好饮食，加上运动，药物并不是永远一定要吃，甚至能减少用药。

60多岁的陈老板生意做得很大。他不但应酬多，为了缓解工作压力，还常常吃大鱼大肉，加上喝酒，体重一直居高不下。身高约165厘米的他，体重90多千克。大家都劝他，为了健康，要减肥啊！但他总说："不是我不减肥，是饭局推不掉呀！"

经年累月，陈老板不仅体重减不下来，连血压也升高。除此以外，还有胆固醇、糖尿病，是标准的"三高"人。

陈老板做完年度例行健康检查，当他看到又是一大片超标时，愁眉苦脸地对医生说："怎么这个也高，那个也高。我的药从以前一天三四颗，增加到现在一天要吃八九颗。我会不会是药吃太多了？这样对肾好吗？"

与陈老板类似的是阿翔伯，从60多岁开始吃高血压药，已经十多年了，一直以为只要吃了高血压药就不能停。

有时他忘了吃药，还会很紧张，更会觉得头发昏。他还爱以自己的经验告诉朋友："高血压药吃了，就不能断哦！"

其实，阿翔伯这个观念也不完全对。不久前，阿翔伯又去看医生，忍不住抱怨："我每天都要吃这么多种药，很烦人哩！因为我现在记忆力变得很差，我好怕会忘记吃药。药到底可不可以吃少一点啊？"

## 想少吃药，就要改变生活方式

吃药当然是为了治病，例如，为了治疗高血压、降低胆固醇或控制糖尿病。但吃太多的药，也不是好事。

其实，为了"三高"吃药，都是"吃数字"，也就是说吃药让这三项的检测结果不要超标。因此，不少人为了不让"指标"太高，只好吃很多的药，有人甚至一天吃 10 多颗。

但是，这些药真的不能减吗？大家应该了解的是，很多慢性病绝对不是全部靠药物治愈。老年医学强调的是，慢性病与生活方式有关。

慢性病的治疗要靠药物、饮食控制及运动，这就有如支撑身体健康的三个支柱。所以，我会常常告诉病人，如果能够做好其中两项，也就是只要控制好饮食，再加上运动，就可以减少用药。

以陈老板为例，在经过体检的超标刺激后，他下定决心减重。他找到并食用三餐都经过热量计算的减肥餐，加上每天两小时的运动，在一年内减了 10 多千克。

体重一减轻，高血压等指标也就降下来了。他从原本一天要吃 10 多颗药，减少到三四颗。所以减药绝对是可行的，重点是需要饮食与运动的配合。服用药物的第一个观念是，药物是用来治病的，但并不是所有的药都一定要永远吃下去。如果病情控制得好，就可以停药或少吃几种药。

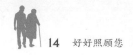

## 高血压与糖尿病药是"吃数字"

以阿翔伯的高血压用药为例，病人自己也会说："不吃都没事，一吃就不能停。"其实这也不完全正确。重点是在没吃药之前，一般人并未发现有高血压问题。例如，甲的血压可能高，但因为一直没有去量，所以很可能甲的血压永远都在比较高的数值区，只是自己以为没有问题。

其实，很多慢性病的不良后果都在"未来"发生，不是"现在"会有问题。高血压与糖尿病要吃药，就是如前面所说，是要"吃数字"，不是"吃症状"。

所谓"吃数字"，不是"吃症状"，意思就是基本上有些病是没有症状的。例如，有些人会说因为血压太高，所以会头晕、头痛、脖子硬硬的，但这不见得是高血压造成的症状。有的人高血压，一量就是 160 毫米汞柱，但可能本身一点感觉也没有。

所以，高血压多数是没有症状的，但为何要服用降血压药呢？这是指"吃未来"的意思。

吃药是因为统计数字告诉我们，以血压 120 毫米汞柱的情况来比较，血压 140 毫米汞柱的未来死亡率是 120 毫米汞柱的

2 倍、是 160 毫米汞柱的 4 倍、是 180 毫米汞柱的 8 倍。

吃高血压药是预防身体一直处于高血压的状态。因为长期处在很高的血压状况下，可能会中风、心肌梗死、肾脏受损，甚至不明原因死亡等等。所以吃药是为了预防高血压的并发症，胆固醇也是同样的道理。如果老人的生活方式好，血压也控制在目标内，那么就不一定永远要吃药物。

30 多岁的工程师马克，在体检时发现自己有高血压，医生当然就开药，让他降血压。

可是马克心里忍不住想，我才 30 岁就有高血压，就要开始吃药控制血压，那未来的日子要怎么过呀？

为了不想一直吃药，他听从医生的建议，开始改变自己的生活方式。马克每天跑步 6 千米，也学习控制饮食，之后，他顺利地减了 10 多千克。医生告诉他，现在几乎所有的药都可以不用吃了，只需要定期检查就可以了。

马克下定决心改变生活方式，不仅不用服药，更重要的是，还可以更健康地活久一点。

## 治疗疾病不一定要靠药物

治疗疾病一定要靠药物吗？其实不尽然。例如，当病患尿失禁，第一线的治疗是行为治疗，如做凯格尔运动。所以并不是所有的疾病，第一次诊断后就要用药。其实，很多疾病的治疗，并不是全部靠药物，我们应该改变一旦生病就一定要吃很多药的观念。

当然，有些疾病需要药物控制，但不一定是口服的。例如，慢性肺病，就要用喷剂，以维持肺部功能。另外，像肠胃疾病，如老年人常遇到的便秘，可以用软便剂，可是如果没有便秘，就不需要每天吃。只要多吃一点蔬果，多运动，便秘往

◎詹医生给子女的贴心叮咛

子女不要以为陪老人看完病就没事了，之后还要留意老人有没有按时服药。另外，为了确认服药后到底有没有效果，在老人吃完降胆固醇的药后，要帮忙看指标有没有降下来，而吃了控制高血压的药，就要每天量血压，看看血压是否降下来。

往就可以改善。

　　而单纯治疗症状的药，只要症状消失，就不需要一直吃。另外，治疗关节炎的止疼药，可能在天气有变化时、疼的时候再吃，并不需要每天吃。

　　所以，药物分两大类：一类是维持自己良好的状态（"吃数字"）；另一类是症状治疗药，等症状消失，就不需要再吃了。

## "太乖"及"太不乖"的老人

　　正确吃药也是一门学问。70 多岁的阿丁伯一向自诩身体健壮，每次看医生都跟医生说："你开的药，我都没有吃完，因为回家吃一次就好啦！"但就是因为这样，阿丁伯的病都无法控制得很好。

　　跟阿丁伯相反的爱娇嬷则是非常乖，她一定要把药都吃光，即使有些症状已消除，不用再服药，她还是会吃完。她说："看病很贵，药不吃完，很浪费。"

　　对医生来说，"太乖"及"太不乖"的病人都不是最好的。以软便剂为例，如果吃了一段时间后，不再便秘，就可以自己停药。因为有时吃太多药，反而会拉肚子。不过药物的调整，一定要先跟医生商量，因为有的药物是医生要病人自己调整用药，有的要看指标，由医生来调。

吃药如果有什么不舒服，也可以提早告诉医生。不过有的老人怕不好挂号，所以宁可等 3 个月后复诊再跟医生提，这是不太好的。必要时，其实可以请医生加号。此外，老人也尽量不要随意停药或减药，这样会影响病情控制。

## start low, go slow

所有老年医学的用药原则都是要用最少的药，治最多的病；如果可以不用药物治疗，就尽量不要使用；如果需要用药，也尽量不要开很多种药。

不过，一旦开始用药，就要遵守 start low, go slow 的原则。也就是开始时药量要低，可为年轻人的一半，再慢慢地看情况加剂量。

要让老人明白的是，用药是需要时间的，不可能吃了药，马上就会好起来，身体需要花时间去调整、适应。

看门诊时，医生都会要求老人把正在服用的药物统统带到门诊。因为会到老年科就诊的病人，通常都会有许许多多的问题，而现在用医保卡就可以看到云端药历，方便很多。

例如，老人可能同时吃高血压药及降血脂的药等，所以医生要先看老人现在都吃什么药，再决定如何简化。如果要改药，也不能一次改太多，要慢慢地改。用药时，尽量不要用一种药治疗另一种药的副作用。例如，王伯伯吃了高血压药后会脚肿，医生就开了另一种药，让脚消肿，其实这又多了一种药。

不过，有些药就是会有副作用。遇上这种状况，我通常会先 vt 劝告老人，要用耐心学习与疾病及药物副作用和平共处。但是，如果老人非常不舒服，我就会顺着老人的意愿，换另一

◎**詹医师给子女的贴心叮咛**

子女可以找适当机会与老人沟通，告诉老人，自己非常能体会那种希望吃了药就会改善症状的迫切心情。但用药需要时间，不可能吃了药，马上就好起来，身体需要花时间去调整与适应，而且心情也会影响用药效果。

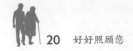

种药物。

因为大部分的疾病都要用四五种药物，不需要一定采用某一种。以上述王伯伯为例，他因为吃了药，脚会肿，那么可以换一种不会肿的血压药。

## 最好由一位固定的医生给老人看大部分的病

老人在吃什么药、到底有没有效，是需要特别注意的。例如，吃完降胆固醇的药后，要看指标有没有降下来；而吃了控制高血压的药，就要每天量血压，看看血压是否降下来，所以一定要知道吃药的目的是什么。反过来说，如果有些药难以知道效果，或难以测出效果，医生就会持保留态度。例如，很多药会提到"可以改善末梢神经"，但要如何测试末梢神经有没有改善？所以医生通常会建议不开这类药物。

老年人看完病后，常常会拿出一大把药，但从老年医学观点来看，有些药物可以减少，也就是可以把不太需要的药先拿掉。

如果有病，还是需要用药。因此，也不是永远减药，不增药，需要开的药还是要开。

对老人来说，最好由一位固定的医生给他看大部分的病。我建议看一位固定医生的理由是，这位医生了解老人用药的情况，也容易去调整，更不会开太多的药。否则，看一个医生开 3 种药，看了 5 个医生，岂不是要开 15 种药？

## 药袋要留着

黄阿嬷每天三餐都各要吃五六种药，偏偏她又常常忘记，让女儿也跟着神经紧张，生怕少吃了药，会影响治疗效果。

后来，医生请黄阿嬷将所有的药带到门诊，结果医生一看吓了一跳，因为黄阿嬷每次一拿到药，就把包装都拆掉，再装进药盒内。有的药还有名字，但有的根本看不出来是什么药，但是黄阿嬷很热心地告诉医生："黄色的是治心脏的药、红色的是治肠胃的药……"

如果希望能整合、减少老年人的用药，那么最好把所有的药及其包装完整的药盒都带到医院，这样医生才能做出正确的判断与处理。

## 爸妈怕得"三高"，什么都不敢吃，
## 我们应该要好好配合？

老年人如果太重视养生，反而容易造成营养不良、骨质疏松等症。

但如果饮食确实需要有些限制，例如，在烹调时一定要少盐，那么是不是可以加一点其他的味道，增加食物的美味？例如，加一点点酸，或者加一点苦，这样也可以促进食欲。

身材苗条的张太太是街坊邻居公认的、最懂得保持身材的美魔女。65岁的她，儿女都已上班，不用她伤神。至于退休的老公，则有自己一票老友的生活圈，让她可以自由规划自己的时间。

重视养生的张太太，早上跳广场舞，下午打太极拳，周末还跟着朋友爬山、健走。她勤于运动的理由，就是怕老了身体不好，出现胆固醇、高血压、糖尿病症。除了运动外，她更严格执行的是饮食控制，这个不吃，那个不吃，被朋友笑说她都快成仙了！

可是令张太太懊恼的是，即使如此小心翼翼，她的胆固醇还是偶尔会超标，害得她担心一直睡不好，只好过来看门诊。

看到她的状况，我直摇头，对她说："你太重视养生啦，也太紧张了。"老人家太重视养生，反而会出现营养不良。

身高大约 160 厘米的张太太，体重只有 45 千克，以老年人来说，实在是太瘦了。

我告诉张太太，老年人太重视养生的结果，可能会造成营养不良、骨质疏松等症。至于胆固醇等的指标，虽然要注意，但如果为了控制指标，还可能引发其他问题，那就太不划算了。

与张太太完全相反的是经商的金董。快 60 岁的金董，从 30 多岁开始创业后，体重就直线上升，但他不以为然，认为"就是要胖胖的，才能有大老板的架势啊"！

金董挺着大肚子，烟酒不忌、食物不忌。在健康检查时，胆固醇、血压一向超标，也快要达到糖尿病的危险指标。对于我要求他改变饮食习惯、戒烟、戒酒，金董却很直接地说："不可能啦，我要交际应酬，不喝酒、不吃饭，要怎么谈生意？"

不论是长者或年轻人，饮食的摄取就怕过与不及。吃得太多，固然对身体不好，但怕东怕西，什么都不敢吃，这也会让健康亮起红灯。最恰当的方式是要均衡地从各种食物中摄取营养。

### 若烹调时必须少盐，不妨加些酸，增加美味

对现代人来说，因为普遍都喜欢在外就餐，所以很需要控制饮食。所谓健康饮食的原则是三少、三多。三少是少盐、少糖、少反式脂肪酸；三多是多蔬果、多鱼、多粗粮。

这是健康饮食的基本原则，不过每个老人都可以视自己的情况加以调整，例如，有的食物在烹调时，如果放太少的盐，味道可能就会变得很淡，不好吃，这样也可能会导致老人食

欲下降，长久下来，食量变小，最后体重减轻，这反而不是好事。

因为，研究发现老人有一点点胖是可以的，就怕饮食控制过头，怕这怕那，什么都不吃，或者什么都觉得不好吃，影响食欲。最后体重减轻、营养不良，反而是不健康的行为。

饮食确实需要有些限制。不过，如果在烹调时一定要少盐，那么是不是可以有些变动？可不可以加一点其他的味道，来增加食物的美味？例如，加一点点酸，或者加一点苦，这样也可以促进食欲。

中、老年人重视营养、均衡与美味，自己就可以在饮食上多做些变化，千万不要让无味的食物来影响食欲。至于每天应该摄取多少热量、营养等，坊间有许多计算公式，也有相关的卫生科普宣传材料可以参考。

一般人需要摄取的热量，是以 1 千克 30 卡来计算，例如，体重在 60 千克的成年人，每天就要摄取 1800 卡的热量，另外，也可以使用"卫福部国民健康署""摄取热量计算器"，简单算出自己一天所需的热量 (http://www.hpa.gov.tw/BHPNet/Web/Fat/Cal.aspx)。

当算出自己一天所需热量时，再按照下页表格，查出自己

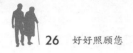

每日六大类饮食建议份数。

| | 1200卡 | 1500卡 | 1800卡 | 2000卡 | 2200卡 | 2500卡 | 2700卡 |
|---|---|---|---|---|---|---|---|
| 全谷根茎类（碗） | 1.5 | 2.5 | 3 | 3 | 3.5 | 4 | 4 |
| 全谷根茎类（未精制）（碗） | 1 | 1 | 1 | 1 | 1.5 | 1.5 | 1.5 |
| 全谷根茎类（其他）（碗） | 0.5 | 1.5 | 2 | 2 | 2 | 2.5 | 2.5 |
| 豆鱼肉蛋类（份） | 3 | 4 | 5 | 6 | 6 | 7 | 8 |
| 奶类或乳制品（杯） | 1.5 | 1.5 | 1.5 | 1.5 | 1.5 | 1.5 | 2 |
| 蔬菜类（碟） | 3 | 3 | 3 | 4 | 4 | 5 | 5 |
| 水果类（份） | 2 | 2 | 2 | 3 | 3.5 | 4 | 4 |
| 油脂与坚果种子类（份） | 4 | 4 | 5 | 6 | 6 | 7 | 8 |

　　附注：全谷根茎类（碗），即一般家用碗。豆鱼肉蛋类（份），例如无糖豆浆一杯（260毫升）。低脂乳品类（杯），例如低脂牛奶一杯（240毫升）。蔬菜类（碟），例如生菜色拉（不含酱料）100克。水果类（份），例如橙子170克。油脂与坚果种子类（份），例如色拉油一茶匙（5克）。

　　（数据源："卫生福利部"国民健康署"每日饮食指南"）

◎**詹医师给子女的贴心叮咛**

老年人对于自己的健康状况，当然要努力维持。但如果发现他们常常为了血压或血糖的"数字"而担心得吃不下、睡不着，就需要子女耐心提醒。不过，如果子女发现自己的提醒效果不大，那么必要时也可以请医生协助帮忙沟通。

如果不想抓得太过精准，那么抓个大概也就可以了，例如，每顿饭不要把肚子吃得太胀，最好是七八分饱；各种食物都要摄取，不要偏废，这样就能相对健康。

## 有人天生就无法代谢太多的胆固醇

至于蛋白质的摄取，也不要太过限制。脂肪酸部分，也不用特别害怕，最近有报告发现，其实饱和脂肪酸并没那么不好，它对降低心血管疾病的风险与不饱和脂肪酸差不多。但是反式脂肪酸，要注意一下。

至于很多人所担心的胆固醇，当然要注意，但这不是单纯的因为饮食习惯或吃了很多高胆固醇的食物。有一些人其实与体质有关，即再怎么样小心翼翼地吃东西，胆固醇都降不下来。

这些人天生就是无法代谢这么多胆固醇，或是有家族遗传史的人。例如，有人虽然才二三十岁，一般总胆固醇的标准是200毫摩/升，他却已经达到300毫摩/升，仅靠饮食控制根本降不下来，这时就只能靠药物。

如果不想靠药物，只靠个人努力地控制饮食，反而会导致营养不良。

其实，服用胆固醇药能有效地降低胆固醇40%～50%，只是要持续吃药，而且也并没有想象中那么不安全。


## 素食者，需补充动物维生素 $B_{12}$

陈妈妈笃信佛教，加上养生因素，她从50岁起就开始吃素。她一直以为吃素食可以降低体重、降低胆固醇指数。但奇怪的是，她吃了10年素食，胆固醇指数非但没有降多少，体

◎**詹医师给子女的贴心叮咛**

　　子女或老人需要明白的是，虽然药物可以控制住疾病，但如果要把疾病风险往下拉，就必须加上饮食控制，这一点，需要家人的密切协助与配合。

重更是没有减少。害得她怕被邻居误会常偷吃肉，否则为何吃素，还吃得胖乎乎的？

　　其实，吃素真的不见得会比较瘦。当然，胆固醇、血脂肪也不一定就会比较标准。问题出在食物的量，不少人吃素，常会觉得吃不饱，所以不自觉会吃得比较多，或者为了增加饱腹感，吃素者摄取的淀粉类会增加，就容易吃得多。

　　要特别注意的是，如果在饮食上没有摄取肉类，那么蛋白质会相对不足，以素食者来说，就要靠豆类来补充。不过，在一天食物的选取比例上，还是建议偏向淀粉多，蛋白质少。如果是素食者，要尽量补充蛋奶素，这样蛋白质就不会缺乏。

　　有研究发现，素食者对于动物维生素 B 的摄取普遍不足，所以需要适时补充，但切记不要拼命狂吃，因为总量控制还

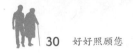

是很重要的。要记住，只有消耗的比吃的多才会瘦。

## 老人若有糖尿病，可以采取地中海型饮食

若是老人有糖尿病，那么当体重太重时，当然要减重。但如果没有太胖，并不需要减重，不过还是要维持低糖、低淀粉的饮食习惯。

建议可以采取地中海型饮食方式，就是坚果、全麦、鱼、橄榄油等，比较适合老人。

当然以中国人的饮食习惯，不太可能完全或经常采用地中海型饮食方式，但为了大家的健康，这也是可以参考并改变的。

至于胆固醇指数，并不是单一标准，除了遗传因素外，不同心血管危险因子程度的人也会有不同的风险。

大部分六七十岁的老年人，坏胆固醇指数应该都在 130 左右，若有高血压，130 就要吃药。

亦即医生会评估个人的健康状况，再看未来 10 年可能罹患心血管疾病的风险，再决定是否要服药。但不管有没有用

药，饮食控制都是必须的，只是不需要严格到日子过不下去的程度。

## 真正降低疾病风险的好方法

老人对于自己的健康状况，当然要努力维持，但也不需要太过于紧张，更不要因为"指标"而睡不着。

当然也不要全靠药物，不要希望药物可以完全解决问题。虽然药物可以控制住疾病，但要把疾病风险往下拉，就必须加上饮食控制，这才是真正降低风险的好方法。

同时，老人与医生之间要有共识，也就是许多慢性病的处理，必须是饮食、药物与运动三者一起配合。这样不但能控制好慢性病，还可以推迟症状或其他慢性病的发生。

如果老人疏忽或完全不理会，药物只会越用越多，越用越重，这是大家都最不想见到的情况，而这就需要家属的留意与提醒了。

## 跟年老的爸妈说话，就是要大声点？

老年人听力变差，因高频听不见，所以大声讲话，但效果反而不好。

不如改为低音，在老人的耳边慢慢地说，或者在老人听力较好的耳朵旁边用手圈住嘴，然后低声讲话。

80 岁的陈老伯由 45 岁的女儿珍珍陪同到医院就诊。陈老伯看起来精神不太好，女儿则看得出来略带怒气。

在候诊时，打扮得光鲜亮丽的珍珍，问老爸要不要去厕所。

陈老伯似乎没听见，一脸茫然，没有什么反应。

珍珍不耐烦地放大音量，又说了一次。

陈老伯似乎懂了，但不放心地回问："你说什么？"

珍珍只好不耐烦地又说一次，并一边抱怨："叫你装助听器，你就是不装，跟你讲话又听不见！"


## 跟老年人说话，不是要"大声"，要"低音"

老年人听力不好的情况很普遍，我们常常看到家属用高分贝的声音跟老人讲话，但往往要讲很多次，却也不能达到沟通的目的，结果双方都有情绪、闹脾气。

难道老人听力不佳，家人之间说话就要一直"大小声"吗？其实这都是沟通出了问题，因为多数人以为大声就有用。事实上，老年人听力变差，是高频听不见，所以高声讲话，反而效果不好。不如改为低音，在老人的耳边慢慢地说，或者在老人家听力较好的耳朵旁边，用手圈住嘴，然后低声讲话。

我的外婆过世前已 104 岁高龄，她从 70 岁左右就开始听力不好，后来更是变成一定要在她身边，靠近左耳说话，才能让外婆了解儿孙辈要跟她说些什么。我的外婆也装有助听器，但她用不习惯，她说她宁愿享受"耳根清净"，也不想戴助听器。

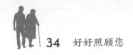 

## 重听，容易让老人与家人沟通不良

听力障碍是银发族常见的慢性病。多数的听障都是良性的，不会影响平均寿命，可是老人重听的情况其实不容忽视。因为有研究显示，听力障碍会让老人与家人间沟通不良，甚至产生误解，也会让长者不爱与人相处，或者每每会感到生气等。所以重听看似问题并不严重，但却可能会引发老人许多身心与家庭间的问题。

依据统计，在 65 ～ 75 岁的老年人中，约 10% 有听力障碍，而 75 岁以上的老人，约 1/4 有听力障碍。

听障的比例会随着年纪增长而增加，但是目前并没有足够的证据来支持或反对老化的过程会导致听力障碍。

听力障碍分为传导性失聪（Conductive Hearing Loss）及感觉神经性失聪（Sensorineural Hearing Loss），前者指的是外耳或中耳的问题，后者是指内耳或中枢神经的病变所造成的听力障碍。

在找到失聪的原因中，长期性的噪声是最常见的病因，其他如伤害听神经的药物或环境毒素、肿瘤、梅尼埃病，以及某些中枢神经与自身免疫性疾病，也会造成失聪。

但在所有听力障碍中，最常见的还是老年性失聪（Presbycusis），也就是俗称的重听或"耳背"。听力的丧失通常是渐进的，而且是两耳对称的。治疗的方法通常是使用助听器。

不过，如果发现老人会有听不到的情况，还是要经过听力检测，进行简单的筛检，若发现问题较严重，可以再做进一步的专科检查。通常需要正式的听力测验与耳鼻喉科医生的判断，才能给出正确的诊断。

## 如何发现老人重听？

如何发现老人的听力变差呢？很多老人不认为自己的听力有问题，反而是家人觉得怎么电视要开这么大声，讲电话时也要一再放大音量，问了半天还是讲不清楚，或者电铃听不见等，才会带老人去做检测。

也有老人觉得自己的听力变差，可是很怕戴助听器。一方面是觉得麻烦，另一方面是觉得戴助听器不好看，或害怕被朋友知道戴助听器会没有面子，所以不想承认自己的听力变差，甚至根本不去理会。

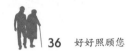

福伯原来爱到处串门子、四处走。今年 75 岁的他，还被邻居们誉为"里长伯"，但最近半年，福伯却不再出现了。

邻居们一打听，才知道他因为怀疑儿子们要把他赶出家门，气得要守着老家，所以就不出门。

儿子们一知道这情形，大喊冤枉。后来儿子们想想，觉得爸爸确实不太对劲，就带着老父亲去做健康检查。一检查，才发现原来福伯的听力变差了。福伯也抱怨，他明明就"看"到儿子们在说他的坏话。

原来是一场误会。福伯听了医生的建议，在装了助听器之后，他又开始在社区和大伙儿聊天、抬杠了。


## 重听，却被误以为患抑郁症或痴呆症

在门诊里，像福伯这样的案例不少。老人患了重听，看到家人一直在讲话，他又听不清楚，难免就会怀疑他们是否都在说他的坏话。等时间久了就会变得疑神疑鬼，误会往往也会因此产生。

另外，需要特别留意的是，有些老人会因为听不到而无法正确回答家属或医生的问题，或干脆随便乱答，如果不了解缘由，老人就会被当作是患有抑郁症或痴呆症。

台湾的专科医生分工很细，一般来说，家属或病人想要测听力，就会直接到耳鼻喉科就诊。

但在老年医学科，当我们看见老人有抑郁或疑似痴呆的情形时，我们第一步要做的就是，先确定老人并不是因听力不佳而造成的误解。

老年人听力不佳时，仍然要做必要的检查。第一项检查是听力测验，检查的结果可以为听力障碍做基本的分类，也能够引导专科医生做进一步的检验。一般来说，老年性失聪的治疗，通常就是要戴助听器。

助听器的选择，不同的形式价格相差也很大，需要经过与专科医生与听力专家的指导、研究，还要试戴与调整，才能帮助老人找到最适合的产品。

不过，老人能否适应，要看个人的情况。不少老年人都有助听器，但他们却不爱戴，因为他们不喜欢音量忽大忽小，也觉得不舒服。

无论如何，我们需要了解的是，一旦老人听力变差后就不会变好，所以家人要学习如何与有听力障碍的老人沟通。

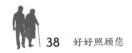
◎詹医生给子女的贴心叮咛

　　子女或照顾者需要了解的是，一旦老人的听力变差后，就不可能再变好，所以在心态上及相处上，就要开始学习如何与有听力障碍的老人沟通，以免因沟通不良而产生误会，伤了彼此感情。

## 不用跟老人"大小声"的八大技巧

　　其实，只要掌握下列技巧，就不需要跟老人"大小声"。

　　1．说话前，要先引起老人的注意，例如，先轻拍他，或者在他面前比比手势。

　　2．尽量在安静、无噪声的环境下与老人对谈。

　　3．确定老人可以看到说话者的嘴唇，因为看得到唇型，有助于表达意思。

　　4．说话音调要低沉，放慢速度，一个字一个字地讲清楚，而不是大声吼叫。

　　5．尽量对着老人听力较好的那只耳朵讲话。

6. 如果老人听不懂，换个同义词，而不是一直重复同样的句子。

7. 有时候用手势，或写下重要的词句，让老人可以看得懂。

8. 要请老人将听到的话重复一遍，以确定老人真的听到，也听懂了。

以第 8 点来说，因为有时家人会误以为跟老人讲的事他都忘记了，就是患了痴呆症，但也可能是老人根本没有听懂你要他做的事，或他没有听进去。老人为了嫌麻烦就干脆点头，却是没有听见，所以没有做，但这其实不是痴呆啊！

听力退化既然是常见的状况，那么最好的处理方式就是好好面对。如果银发族及家属都能正确地看待，那么只要改变一些沟通方式，就可以让重听的老人得到很好的照顾，同时也可以避免家人的情绪受到影响。

# 爸妈忘东忘西，是得了痴呆症？

在路上遇到朋友，明明觉得对方很熟悉，但却突然想不起名字，这种"忘性"，通常不是痴呆症。

痴呆症会影响生活。例如，约好的聚会忘了去；要去看医生，却没有去；原来很熟悉的动作，却没有办法做；无法分辨何时该做什么事等等。

60岁刚从工作岗位退休的张经理，最近因记忆力欠佳而苦恼不已。他很担心自己得了痴呆症，但又不敢跟家人说，可是又怕情况会越来越严重。

他向好友诉苦："我办退休就是想趁着还有体力的时候，到处去游山玩水，可是如果什么都记不住，怎么玩呀？"

他的好友正好对痴呆症有点小心得，他立即请张经理做了简单的测验，发现张经理其实并不是痴呆症，他只是年纪大了，某些认知功能变差，而这是很正常的老化现象。他要张经理放心，不要太紧张。

## 简单判断是否患痴呆症的方法

在医院门诊中，我常常遇到类似张经理的例子，尤其是高级知识分子、企业大老板等，他们担心的程度比一般人还高。

其实，认知功能确实会随着年龄老化，就好像计算机内存里放了很多数据，时间长了，计算机运作自然就会比较慢。不过虽然运作的速度变慢，但其实数据都还在。

通常遇到这样的门诊个案，只要先了解病人是怎么来的，就可以初步判定对方有没有痴呆。例如，若是自己搭出租车、坐公交车、骑车、开车，那么应该都不是痴呆症，因为可以自行利用交通工具，就表示认得路。

接着还可以问老人："你现在在哪里？今天是哪一年几月几日？"这些若都可以答对，就是没问题的。不过，若是由家人陪同看门诊，问他为何来这里，他若都答不上来，就可能需要再进一步检测了。

50 岁的阿娇姐懊恼地跟同事说："我刚刚在路上遇到我大学同学，前几天我们才在同学会相认过，但我现在再看到她，只知道这人我认识，却忘了她的名字，一直等到寒暄分手后，我才想起她的名字。我的记性怎么变得这么差？我是不是痴呆了呀？"

痴呆症其实比阿娇姐这种忽然记不起名字要严重得多。阿娇姐的情况，就是上述所提到的计算机撷取信息的速度慢了一些，是正常老化的一部分。实际上，这对日常生活并不会造成太大困扰。

这种明明看着很面熟，当下却想不起来对方叫什么名字，但过后一会儿就想起来了，其实不是痴呆症。只是这个"一会儿"无法量化，只能说如果不是过了太长时间才想起来，都不能归类为痴呆症。

## 痴呆症患者的症状

痴呆症会影响生活。例如，约好的聚会忘了去；要去看医生的没有去；原来很熟悉的动作都没有办法做等等。情况更严重时，患者会不记得原来的工作，或对于生活的认知产生问题，例如，想拿筷子，痴呆症患者会说："那个吃饭的东西……"另外，还有不知道自己身在何处，或不知道今天是哪一年几月几日等。

痴呆症患者也会有判断力的问题，例如，没有办法分辨何时该做什么事。以想上厕所为例，患者可能会以为自己就是在厕所而尿了。

除此之外，患者还会发生东西放在哪里也会忘记的情况。有的患者会因此误会有人偷了他的东西，其性格因此变得暴躁易怒，不再信任别人；还有的患者，会因此不敢出门，害怕走丢回不了家。

## 诊断痴呆症前，要先了解的事

不少老人睡眠不好，所以会在睡觉前吃安眠药。但因为年纪大了，代谢比较慢，所以往往到了早上，安眠药的影响力还在，而前一晚睡觉前做的事，或醒来后做的事，就可能会因药效还在的关系而记不起来，结果就误以为自己痴呆。所以对于老年人来说，有没有服用安眠药也要列入判断是否患了痴呆症中。

除此之外，患有抑郁症的人会有不屑记东西、不想回答问题的行为，表现出来的行为是"懒得理你"。所以他是真的没有去想、去记忆，而不是忘记。

至于谵妄症是急性的意识混乱，当然也就想不起来人在何处，今夕是何日了。

因此，医生在诊断痴呆症前要先了解，老人是否在用安眠药、有无抑郁症或谵妄症，以免影响正确的诊断。

**痴呆症会遗传吗？**

阿荣的父亲在80多岁时开始出现痴呆的症状。一开始是他答应人家的饭局忘了赴约，接着是不记得周遭的事物。家人带他就诊，医生认为他并不是典型的阿尔茨海默症，应该是脑血管病变。不过，也只能先试着吃药，以减缓失智。

但是，阿荣说，父亲吃药后，他的情形并没有变好，后来

> ◎詹医师给子女的贴心叮咛
>
> 　大家只要一谈起痴呆症，就非常害怕。但是人年纪大了，某些认知功能本来就会变差，这是很正常的老化现象。所以老人不要一忘记事情，就惊慌失措，以为患了痴呆症。

老人甚至连儿女都不认得了。

　因为父亲的状况，阿荣开始担心痴呆症会遗传。因为他曾经听说有一位 50 多岁的总经理，也是在"突然"之间什么都不记得了。阿荣很害怕自己有一天也会这样遗忘所有的事情。

　大家害怕痴呆的心情，作为医生的我，完全可以理解。但一般来说，如果是遗传性很高的痴呆症，通常比较早发，可能在五六十岁就会发生认知问题，而不是在常见的七八十岁才发生。

## 痴呆症的评估

　不论是哪一种痴呆症，都可以透过门诊评估，从简单的测

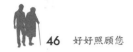
验做起，例如 Mini-Cog。

这份测验会先告诉患者三样事物，例如，脚踏车、红色、快乐。接着会请患者画出时钟，例如，当画 10 时 20 分时，那么长、短针所在的位置就要分别在左右两边。等画完时钟，再问患者，之前的三样事物还记得几种。

如果时钟画对，算 1 分，接着每答对一个事物，算 1 分，这份测验总分为 4 分，如果总分小于或等于 2 分，就要再进行下一步测验。

一般来说，会再用一份 Mini Mental Status Exam（MMSE）的 30 分量表来测验。以学历来分，患者若是大学以上程度，要达到 24 分，若是小学，就要 16 分，如果未能达到标准，那么患痴呆症的概率很大。

除了评估表之外，痴呆症的评估通常还包含抽血及脑部影像，如用计算机断层或核磁共振来分辨是由何种因素造成的。另外，也需要神经科或精神科医生帮忙诊断与治疗。

造成可逆性痴呆的原因有甲状腺功能亢进、维生素 $B_{12}$ 不足、神经性梅毒等。神经性梅毒现在已很少见，但仍可能是原因之一。

另外，除了阿尔茨海默症，由中风引起的血管性痴呆症也很常见。其他如路易体痴呆、水脑等，都需要再仔细分辨，基本能对症治疗。

## 痴呆症的十大信号

痴呆症的信号如下：

1. 记忆力减退，影响到日常生活和工作。

2. 无法胜任原来熟悉的事务。

3. 言语表达出现问题。

4. 丧失对时间、地点的概念。

5. 判断力变差、警觉性降低。

6. 抽象思考出现困难。

7. 东西摆放错乱。

8. 行为与情绪出现改变。

9. 个性改变。

10. 活动及开创力丧失。

一般人所知道的阿尔茨海默症，其实只是痴呆症最常见的一种，其他如上述，还有血管性的痴呆等。

如果有偶尔忘东忘西的情形，也不用太紧张。但若怀疑有认知功能方面的问题，那么必须找专业医生评估，确立诊断，分辨病因，接受治疗。

虽然痴呆症无法痊愈，但可以推迟它恶化，患者不需要太过悲观，但也不要轻视。

## 爸妈走路越来越缓慢，我们无须担心？

老人走路越来越慢，千万不要以为就是老了呀！越走越慢，绝对不是正常现象。

一旦一个人的行动开始变慢，无论是因为心情不好、脚疼、懒惰，或得了帕金森病等，未来的死亡率都会比正常行走、活动自如的人高。

戴奶奶待人和气，每星期总有两三天会到附近的运动中心走一两圈。她一边走，一边还会跟邻居们热情地打招呼。

70岁的戴奶奶，丈夫过世得早，她靠着做裁缝，把一儿一女拉扯长大，现在与儿子、媳妇及两个读中学的孙子同住。本来正是含饴弄孙享福的时候，但可能是因为年轻时吃了太多苦，又太会省吃俭用，所以戴奶奶一直很瘦弱。不过尽管瘦弱，戴奶奶的体力还算不错。

但最近戴奶奶的子女发现她不太对劲，不但出去走走的次数变少了，走起路来也好像走不动，步履慢了很多。有时候过马路才走一半，绿灯就变红灯了。

他们担心老妈妈是不是身体出了问题，频频劝她去就医。戴奶奶却不断地说："我没事，只是脚没有力气！"

## 老人走路的快慢，有时比疾病的影响还大

老人走路越来越慢，千万不要以为就是老了呀！越走越慢，绝对不是正常的现象。

我在门诊时，常看见一些原来很熟悉的病人，一阵子没看到后，等他们再次上门时，竟然是坐着轮椅，由儿女或保姆推进来。

老人从以往可以自己直接走进诊室，到后来需要坐轮椅，为什么？有的是因为中风，或跌倒导致髋部骨折，又或像上述的戴奶奶，因为觉得"脚没有力气，撑不了多久"，而他们的

家人觉得老人从医院门口走到诊室要花很长时间，干脆就让老人坐轮椅。

像戴奶奶这种没有疾病症状，却说脚没有力气的，就符合虚弱或肌少的症状。

一部分的原因可能是老化，另一部分的原因，可能与疾病、生活习惯有关。例如，前一阵子住过院，在医院病床上躺太久，或是因为关节炎；例如，本来很爱运动的，结果却无法运动，而越不动就越不能动，走路更没有什么力气。

很多研究报告显示，如果测量老人走路的速度，速度慢的与速度快的相比较，其死亡率差很多。在老人预测死亡的指针中，行走速度的快慢，有时候比疾病的重要性影响更大。

我们常常听到"活着就要动"。其实这点非常重要，因为一旦一个人的行动开始变慢，无论是因为心情不好、脚疼、懒惰，或得了帕金森病等，未来的死亡率都会比正常行走、活动自如的人高。

行动力快慢应如何测量？常见的行动力测验方式有两种：

1.5 米行走：不过为了求 5 米平稳的速度，其实是要走到 9 米，再算中间的 5 米。结果若是速度小于每米 1 秒（研究建议小于每米 0.8 秒），可能就应该进一步检查、探讨，为什么速度会这么慢。一个人一步约 1 米，走 5 米，按照道理不会超过 5 秒。

2. 计时起立行走测验：通常医院的诊室不太大，很难有 9 米的，所以医生常会要老人做这个俗称"站起来走一走"的检查，就是从由坐姿站起来走 3 米，转身再走回来到坐下。

要注意的是，老人站起来时，不能扶东西，就是不要靠支撑，就能站起来走一走。正常人要小于 10 秒，由站起来开始算到走回来，若花约 10～20 秒，不容易判断，不过如果大于 20 秒，一定是有问题。如果有些人连站都站不起来，那么可以直接判定有问题。

## 老人毛巾拧不干，可能是患了肌少症

从临床上来看，要特别注意几个系统，首先是肌肉系统，尤其是下肢。

除了行动快慢，肌肉的力量也很重要。目前较常用来测肌力的方法是手握力，但需要买一台握力器，价格不是很贵。

我们在临床上会问问老人，如果毛巾拧不干，或酱瓜玻璃瓶盖打不开，可能就有肌肉力量不足的风险。

要诊断是否有肌少症，还有一个很重要的项目，就是测量肌肉质量。其标准的做法是用测骨密度的机器双能量 X 射线吸收仪（DXA）做身体组成分析。把肌肉的量跟年轻人的肌肉量，或是一群老年人中肌肉量最低的部分人比一比，若低到某种程度就称为低肌肉质量。

但是 DXA 在医院才能做，而且要排队，也要自费。另外，一种利用电阻的身体组成分析仪，便宜的可能大约一万左右，方便携带，也可以放诊室。虽然没有 DXA 那么准，但是在临床及社区研究上还可行。

◎**詹医师给子女的贴心叮咛**

从日常生活的观察，子女或照顾者就可以知道老人的肌力状况，例如，家里的老人毛巾拧不干，或酱瓜的玻璃瓶盖打不开，就可能要担心他们是否有肌少症，应尽早带他们到医院做检查。

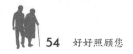

## 肌少症的治疗方式，补充蛋白质与运动

如果怀疑有肌少症，通常除了老化以外，还是要去找其他可以治疗的方法。

例如，因长期关节炎走不动而肌少的人，可能吃止疼药、做复健就会走了。但如果医生检查完，发现肌少症还是与老化相关，那么最重要的治疗方式是补充营养与运动。

营养指的是补充蛋白质。过去可能觉得不需要吃这么多的蛋白质，但在新的研究里，老年人对蛋白质的需求比以前推估的要高。

以前的营养指南是每千克体重需要 0.8 克蛋白质，但现在建议至少 1 ~ 1.2 克的蛋白质，甚至有研究提到 1.5 克。

不过，需要留意的是，如果老人的肾不好，可能要听医生的建议，减少一些蛋白质的摄取。

但不是 60 千克就吃 60 克的肉，因为肉类中含有的蛋白质只有一部分，还有油脂等。鱼类中的蛋白质比例可能相对高些，这些都必须留意。

## 重量训练，能改善肌少症

运动的目的是要长肉，而最好的方法是阻抗运动，也就是重量训练。例如，若有上健身房的习惯，可在教练的指示下，尝试操作各种器械，从上半肢到下肢，要均衡训练到每一个肌群。但千万不能太勉强自己，因为肌肉很容易受伤。

运动之前，也要记得先暖身、走走路，等身体热起来后，再做延展、拉筋等活动，才不会受伤。千万不能操之过急，要循序渐进，去慢慢感受肌肉变结实。

每一个回合，做 8 ~ 10 次，休息后再换另一边。每次做一个范围的肌群，每个肌群做完，要休息两天。

重量训练不能每天做，也就是可以分别训练不同的肌群，但同一肌群的训练，至少要休息一天。

在家就可以做的训练，如矿泉水瓶当哑铃，或用弹力带。

如果不方便去健身房，老人也可以在家做健身操，但我还是要强调阻抗运动的重要性。从暖身、拉筋、阻抗到平衡缓和，大约做 40 ~ 50 分钟。

阻抗训练可以用矿泉水瓶当哑铃，或用弹力带。这些器具都很容易找到，也都是在家就可以练习的。

很多人习惯走路，尤其是快走可训练心肺功能，但对肌肉的增加效果却很有限。老年人若是容易跌倒，也可以练太极拳，可以训练平衡能力。不同的运动，有不同目的，就看个人的需求。

老人如果能持之以恒做运动，大概3个月，就可以看出成效，而且肌力、平衡感都会改善。

最近研究发现，如果健身操做得好，那么肌力、体能的改善与到健身房做重量训练的效果是相当的。

但要特别注意的是，如果不继续做运动，就会又回到原来不理想的状态，所以一定要持之以恒。

老人可以勉励自己，告诉自己："每天做总是有效果的，只要活动得越多，就能活得更健康。"

◎詹医生给子女的贴心叮咛

很多老人都认为最好的运动是走路，因为很方便，又不容易伤膝盖，等等。但走路时快走只能训练我们的心肺功能，对增加肌肉的效果却很有限。

## 爸妈不想动，是得了抑郁症？

特别值得注意的是，老年人的抑郁症与年轻人不同。

老年人多半不会说想自杀，也不见得会说自己心情不好，反而是以很多身体上的不舒服，如无力、头昏、提不起劲、胸闷、胃痛等来呈现。

80多岁的阿声伯每次到医院看门诊，都打扮得整整齐齐。他说话慢条斯理、不疾不徐，看得出来是很有教养的读书人。他与同样服务公职的老伴在65岁退休后，两人就自己居住，已经成家的儿女都不和他们住在同一城市。因为他们认为，自己可以照顾自己，不用麻烦儿女。

其实原本一切都还不错，直到阿声伯的太太前几年中风，一直卧床，但因儿女要工作，也各自有家庭，无法照顾父母，所以阿声伯的子女就帮忙请了护工。

看着与自己结婚50年的老妻饱受病痛折磨，阿声伯的心情也大受影响。可是碍于面子，加上长久以来的严父形象，他在子女面前什么都没说，但其实内心非常焦虑、担忧。他越来越觉得对很多事都提不起劲。

以往，阿声伯每天都会到公园走走，活动筋骨，最近也不太想去。

他看门诊时问我："医生，我是不是生病啦？为什么我哪里都不想去啊？"

没想到我又问他："你是不是有什么心事？"阿声伯竟然开始掉眼泪。

看到平时很克制自己情绪的老人突然落泪，我也忍不住鼻酸。

我让阿声伯做了老年抑郁量表，之后安排相关检查，最后确认阿声伯有抑郁症，需要接受治疗。

75岁的春嬷，由女儿陪同看病，她每3个月固定看一次慢性病门诊，但最近一次就医时，却显得没有精神。我问她："最近好不好？"

春嬷有气无力地说："都差不多啦！"

不过，在一旁的女儿却补充说："我妈妈最近心情不好，连她平时最爱去的公园广场舞也都不想去了……"

春嬷连忙对我们说："我哪有心情不好，我就是觉得很累啦！"

因为找不出春嬷心情不好的原因，我私底下又问了春嬷的女儿。

原来是公园里一起跳广场舞的伙伴，最近有两人相继过世，春嬷有点被吓到，加上春嬷与儿媳妇有点摩擦，让原本爽朗的她情绪低落。

春嬷的女儿很担心地问我："我妈妈是不是得了抑郁症？"

## 评估抑郁症，必须先排除安眠药、贫血、高血压药等因素

老人家心情不好，活动力降低，会不会是得了抑郁症？其实不能只以活动力来判定是否有抑郁症，必须先经过临床评估。

不过，首先要排除几个因素。例如，吃了很多的药，有服

用安眠药的习惯，如果前一晚服用安眠药，可能在隔天上午起床时，就会因药效仍在而感觉浑身没力，不想动。

还有，若老人吃了降血糖的药，结果使血糖太低，也不想动。

除此之外，不少老年人会有贫血症，而贫血也会让人感觉无力。

用于高血压的药也是如此，有的高血压药可使心跳变慢，若心跳变慢，当然也会影响老人的活动能力。

除了无力外，有些老人对自己的情况不愿意承认，或者也不愿意多说，尤其是男性或观念比较守旧的老人，他们觉得说出来会很没有面子，或者觉得有抑郁症是不好的病，面对这样的老年人时就要特别留意。

## 只问老人"好不好"，是远远不够的

如果只是问老人好不好，他们的答案多半会是"还好啦"、"差不多啦"，其实这样是远远不够的，必须再进一步理清。

就像我在看诊时，只要一发现不对劲，就会直接问老人：

"你最近心情不好哦？怎么了？发生什么事了吗？"或主动询问一起陪同老人来的家人，有时家人对我提出的疑问会不断地点头，此时就要怀疑老人是不是患了抑郁症。

但为了能做出精确判定，在做老人抑郁量表时，还是会先和老人沟通，例如，要求老人在回答医生的问题时，只能回答是或否，不能给模棱两可的答案。

依照"老年人精神抑郁量表"，我会先问 5 个问题，包括：

1. 您对生活基本上满意吗？

2. 是否常常感到厌烦？

3. 是否常感到无论做什么事都没有用？

4. 是不是喜欢待在家里，不喜欢外出，以及不喜欢做新的事？

5. 是否觉得现在生活得很没有价值？

这 5 个问题中，如果得分大于或等于 2 分，就要再继续做下去，再问：

6. 是否活动或嗜好减少？

7. 是否觉得生活空虚？

8. 是否大部分时间都感到不快乐？

9. 是否觉得大部分的人都比您幸福？等 10 个问题。

当 15 项量表的题目全部做完，得分在 3 ~ 5 分是属于正常，7 ~ 10 分，属于轻微抑郁，12 ~ 14 分，属于重度抑郁。

## 开药前，先体贴老人的心

怀疑老人是得了抑郁症时，除了要做量表、进一步诊疗外，基本的身体检查及简单的抽血仍是必要的，因为要排除其他生理疾病的影响。

在治疗上采取吃抗抑郁的药，加上心理咨询等方法。因为，抑郁症、心情不好是大脑分泌的问题，是调节神经传导物质出现变化。吃药可以让调节变好一些，病人的情绪也可以维持在较稳定的状态，不会有太大的起伏。

即使判定是抑郁症，老人多半还是不愿意承认，他们也排斥吃药。

有些老人更敏感、多疑，会怀疑自己是否有其他疾病，他们会问我："为什么我要吃抗抑郁的药？我又没有病！"

有时，甚至一看到药单写"抗抑郁症"，老人干脆就不吃，这时我会先为老人做好心理治疗。

　　例如，在看诊时，我会告诉老人："你先不要看药单，因为我要先开一种药，让你吃了心情就会变好。"

　　有数据显示，如果老人愿意稳定吃药，成效能达到六七成，若再加上心理咨询，可以控制到八九成。

　　在此提醒，若只是心理咨询，医保不见得给付，这也会影响老年人的看病意愿。

　　特别值得注意的是，老年人的抑郁与年轻人不同。

　　老年人多半不会说想自杀，也不见得会说自己心情不好，反而是以很多身体上的不舒服，如无力、头昏、提不起劲、胸闷、胃痛等症状来呈现。

　　一般而言，一个疗程需要 6 ~ 9 个月的时间，如果停药后复发，下一个疗程就要持续治疗 3 年才能停药。如果老人自认

---

### ◎詹医师给子女的贴心叮咛

　　有些老人用药时，一旦觉得症状改善了，自己就会停止用药。但抗抑郁药物，如果停药后复发，下一个疗程就要持续治疗 3 年才能停药，所以照顾老人的家人，必须特别留意这一点。

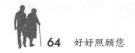

为没有问题，吃一段时间就自行停药，那也可能会再复发。

其实，抗抑郁药物大概吃一个月，就开始有效，不过，在大约 3～4 个月后，病人会自我感觉良好，很容易会自行停药。所以，家人要特别留意，尽量劝病人吃完整个疗程的药，才能减少复发率。

## 老人换了 4 次药，才愿意接受治疗

虽然药物确实有效果，但是要让老人能正确、持续地吃药，而且他们也需要一段时间来适应药物。

因为药物多少都会有一些副作用，有些人可以接受，有些

◎**詹医生给子女的贴心叮咛**

一般来说，如果老人有家人的陪伴与支持，大多数并不会出现抑郁的问题，因此子女除了要照顾老人的身体外，也要多倾听他们的内心，因为心情对身体的影响也很大啊！

人却不能接受，而且这些又与个人接受药物的程度、是否确实依照医生嘱咐服药有关。

关于吃药，因为每个人的情况不同，所以有些老人会不停地换药。

阿声伯就觉得抑郁药跟他不合，第一次吃了几天后，他说药不好，要求换药。

换药后，吃了大约一周，又说害他很不舒服，直到换了第4次，才终于让他觉得这药既有效又没有严重的不适，他也才乖乖地接受治疗。

数据显示，小区中约有 20% 的老年人会觉得自己有抑郁症状，但达到重度抑郁的约有 2%。

值得注意的是，子女需要留意父母的情绪。一般来说，如果有家人很好的支持，多数老人家不会有抑郁症的问题，因此，除了关心长辈的身体外，了解、体恤他们的心情也很重要。

# 吃维骨力，可以预防骨质疏松症（一）？

一般人们对骨质疏松有许多疑惑及错误的观念，其中最常见的错误观念是，吃维骨力（葡萄糖胺），可以预防骨质疏松。

维骨力其实是治疗骨关节炎的，所以维骨力吃得再多，也不会让骨质疏松变好。

80 多岁的桃嬷，一向讨厌看医生，每次都跟陪她看病的女儿抱怨："看医生要等很久耶，看完还要吃好多药，又要花钱，很累啦。"

但几个月前，桃嬷感冒、发烧一直不好，家人坚持让她就医，结果检查出是肺部感染，最后不得不住院治疗。

无法站立的她只能坐着轮椅接受检查。

她抱怨背部很疼，等照了 X 射线片后，才发现 40 多千克重的桃嬷，因为骨质疏松症，已经导致脊柱压迫性骨折。

桃嬷听到女儿转述病情，惊讶地说："什么是骨质疏松症？我都没听过。我不就是姿势不对，然后加上老了嘛！"

幸好经过服用骨质疏松药物及搭配止疼药后，桃嬷的背痛缓解了。出院后，她也乖乖地固定做复健，症状已经逐渐减轻。

桃嬷的女儿笑着跟我说："我妈现在很期待看医生哦。因为她说医生人很好，让她的背不再疼。"

像阿桃嬷这样不了解压迫性骨折是骨质疏松所造成的例子很多，甚至有时连医生也都会"遗忘"骨质疏松症对病人可能造成的伤痛。

70 多岁的阿财伯因为肚子疼住院治疗，当我为他照腹部 X 射线时，发现他除了肠阻塞，脊柱也有压迫性骨折。阿财伯及他的家人都不知道这些症状。

当我告诉阿财伯时，阿财伯还很不高兴地说："不要骗我了。我只是老倒缩，又不会痛，没事啦！"

但在后续的检查中，我发现阿财伯的骨密度也很低。阿财伯当然还是觉得这没关系，一直到我解释骨质疏松可能会造成

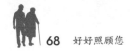

骨折后，他才愿意接受骨质疏松药物治疗。


## 被"严重忽略"的骨质疏松


什么是骨质疏松？简单地说，就是骨的质量变差，骨头有很多洞，骨质疏松后就会容易骨折。

在台大医院的老年医学部病房，曾经做过一个非正式的调查。大概每 10 个新住院的病人，如果仔细去看他们之前照过的 X 射线，就会发现大约有 3 个病人因骨质疏松而造成压迫性骨折。

不过，这绝大多数的病人都不知道，因此也没有寻求进一步的治疗。换句话说，就是大多数人都忽略了。

脊柱压迫性骨折的病人，差不多有 1/4 的人会有背痛等症状。所以很多人是因为其他原因在做胸部、腹部 X 射线片时，才"顺便"发现有压迫性骨折的。

虽然 X 射线科医生有写诊断，但他们看病、住院的原因可能是肺炎、腹痛。在住院过程中，一般并不会去处理骨质疏松问题。而到了门诊时，如果看的医生并不是骨质疏松的专家，可能也不会处理，骨质疏松就会被遗忘在茫茫的医海里。

近年来，世界骨质疏松基金会推行一个拦阻骨折的运动，希望利用个案管理师，执行"骨折联络照护服务"（Fracture Liaison Service, FLS）。不管是住院或门诊的病人，一旦发现脆弱性骨折，合作医生就会通知个案管理师收案。依流程，在病房或转介骨质疏松门诊，进行后续的评估与处理。

这样的模式，目前台大医院总院、北护分院，分别还因此获得世界骨质疏松基金会金牌级与银牌级认证，而高雄长庚医院也正在进行这个模式。

我因为从事骨质疏松研究，在门诊中，我发现骨质疏松的案例很多。一个门诊若有 50 个病人，至少有 20 人与骨质疏松有关。

会来看骨质疏松门诊的病人，除了担心自己有骨质疏松而来挂号外，有些是经由问卷或其他筛检发现的。不过，有时我们也会建议来门诊原来看慢性病的老病人做自费骨密度的筛检。

另一种则是来自体检中心，当他们发现被体检者有脊柱压迫性骨折，或者骨密度已经很低时，也会转介到门诊。

一般大众对骨质疏松有许多错误的观念，造成骨质疏松一

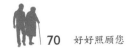

直未得到应有的重视，影响大众的健康。

骨质疏松有哪些误区呢？

## 吃维骨力不能预防骨质疏松

第一个误区：骨质疏松不是靠吃维骨力就可以预防的！

医生在病房、门诊时，常遇到老人骨头不好，他们都会说："可是我都有吃维骨力呀！"

可见，不少人都以为维骨力是养骨头的，吃了就可以预防骨质疏松。这是非常错误的观念，维骨力其实是治疗骨关节炎的。

维骨力的目标是软骨，而骨质疏松是硬骨变差，因此维骨力吃得再多，也不会让骨质疏松变好。

## 骨质疏松是不会疼的

第二个误区：大家常以为腰酸背痛、关节痛就是骨质疏松。

　　其实，大多数骨质疏松是没有症状的，一旦有症状，常常就是骨折。所以，如果不是因为强烈的外力撞击，只是轻微跌倒造成的骨折，就可能是来自骨质疏松。这也就是为什么小孩子或年轻人摔跤、跌倒都没事，但年纪大的老人稍微碰一下就会骨折。

　　我们如何才能在没有症状前，就能诊断出是否有骨质疏松呢？可以透过骨密度，借由 DXA（双能量 X 射线吸收仪）机器来检测。

## 光测脚跟，无法确认是否有骨质疏松

　　第三个误区：要测量是否有骨质疏松，只要测测脚跟就知道了！

　　其实，这是不够的。脚跟的超音波只能当作筛检，骨密度比较低的人，更要进一步用 DXA（双能量 X 射线吸收仪）机器来做诊断。

　　不过，医保对 DXA 的报销相对严格，常常需要自费。DXA 是要躺着检测的机器，做一个部位的费用大约是 600 新台币。医生通常会建议做髋部与腰椎两个部位，取其最低值来判读。

骨质疏松的诊断，是看骨密度 T 值。这是与年轻人比较，小于年轻人的某个百分比，例如，小于或等于 –2.5，就称为骨质疏松，介于 –1 ~ –2.5，称为低骨量。但临床上则是反过来的，只要发现有脆弱性骨折，不需要看骨密度 T 值，就可以判断病人有骨质疏松症，开始进行治疗。

## 骨质疏松会提高死亡率

第四个误区：骨质疏松不像心肌梗死、中风等疾病严重。

多数人都认为骨质疏松不是什么大病，当然也不知道骨质疏松时常会发生。

在美国，因为有骨质疏松而骨折的病人约有 150 万人。不过，美国一年发生心肌梗死加上乳癌、中风的患者，其实都比这个数少！

骨质疏松发病率如此之高，大众却从来都不觉得骨质疏松是个大病，其中最主要的原因，是有一半来自脊椎压迫性骨折，且多数是没有症状的。虽然髋关节骨折很疼，疼到病人必须就医，但从发生的比例上来说相对较低，而且骨科治疗后，医生与病人常常就会忘记造成髋部骨折的原因是骨质疏松，所以也就不去治疗。大家都以为骨质疏松、骨折的死亡率不高，但台湾 2000 年的医疗数据库统计，女性因骨质疏松所造成的死亡率为 15%，男性则是 20% 左右。比较起来，急性心肌梗死的死亡率少于 10%，所以骨质疏松的死亡率远比想象中的高。

在台湾，以数据来看，全台湾 65 岁以上的男女，有 50 万人患有骨质疏松。再以老年人来看，女性差不多占四成，男性则占大约两成。

## 老了倒缩，不是正常现象

第五个误区：人如果年纪大了，当然会变矮，就像闽南语说的"老了会倒缩"，这是正常的现象！

其实，这常常是骨质疏松的一种表现，并不是正常的现象。所谓的"倒缩"，可能是脊椎压迫性骨折，当然也可能是脊椎侧弯，或其他原因。而脊椎压迫性骨折，则是骨质疏松最

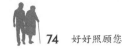 

容易发生的三个部位之一。

骨质疏松、骨折易发的三个部位，分别是：脊椎骨折、手腕骨折、髋部骨折。这里提到的骨折，是指不是因为重大外力，例如，车祸、被外力撞到等，而是轻微碰到或者跌倒就骨折。

比较麻烦的是，脊椎压迫性骨折，常常不需要跌倒，可能只是弯个腰，或咳嗽、提重物，甚至什么事都不做就会造成脊椎骨折。但其实这也不是真的骨头断掉，而是扁掉了，所以如果一位老人现在的身高比过去变矮超过3厘米，就应该特别注意。

还有一个检测的方法是靠墙站立，如果站直了，但头部无法贴墙，也有可能是脊椎压迫性骨折。

◎**詹医师给子女的贴心叮咛**

大家都觉得人老了，就是会变矮，其实这是十分错误的观念，所以，如果家里的老人现在的身高比过去变矮超过3厘米，就应该特别注意老人是不是有骨质疏松。

例如，如果一个人坐下去，手腕只是稍微撑地一下就骨折，那么通常的原因就是骨质疏松。

# 吃维骨力，可以预防骨质疏松症（二）？

一般人都认为补充钙质，才能预防骨质疏松，但要注意的是补充钙质，并不等于吃钙片。

因为钙片不能多吃，如果每天吃超过1000毫克，可能会增加罹患心血管疾病的风险。

近70岁的陈老伯瘦瘦的，身高165厘米，体重大约50千克。他自豪地说："我都没有胖过，只是不知道为什么腰骨老是疼痛。朋友说要我上医院看看有没有骨质疏松。这是什么病？不会死吧？吃药会好吧？"

跟陈老伯一起就诊的王伯伯也不信邪，虽然已经骨折，但他告诉我："不就是扭了一下吗？看一下医生就好了，哪是什

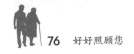

么骨质疏松。你们医生都很爱吓人耶！"

## 骨质疏松的致死率高达 22%

多数人都以为骨质疏松的死亡率不高，但在台湾，根据医疗数据库的统计，2000 年时因骨质疏松发生髋部骨折后，一年内的死亡率，女性是 15%，男性是 22%。到了 2009 年，女性降为 11%，男性降为 18%。值得庆幸的是，因为骨质疏松渐渐受到重视，所以因骨质疏松致死的人数也逐步降低。

与骨质疏松相关的骨折，其中一个易发部位是脊柱压迫性骨折。以前觉得这个疾病不像髋部骨折那么严重。但后来发现，近 5 年的死亡率竟也高达 40% 左右，并不比髋部骨折低。

但有压迫性骨折的病人，只有 1/4 左右的人会疼痛，并不像髋部骨折的人，因为疼痛而几乎都会去就医。

老年人的骨头，如果因为跌倒或轻微创伤就断掉，大多数应该都是骨质疏松，要及时接受治疗。

但根据统计数字，髋部骨折后，女性只有 1/4 左右会做骨密度检测，1/3 左右会接受骨质疏松药物治疗。至于男性就更低了，可能不到 5%。

病人往往是在骨科开完刀后，以为就没事了，而没有想到应该要继续治疗骨质疏松，所以之后才会又骨折。其实，如果骨头强壮一些，就算跌倒也不会断。骨质疏松及骨折不完全与年龄有关。

必须要特别强调的是，骨质疏松是可预防的。只要做好预防，就可以把未来骨折的风险降低。例如，如果本来没有治疗骨质疏松，那么再次骨折的比率约是 10%，而如果治疗就可以降到 5%。

药物治疗的效果其实非常好。不过，已经断掉的骨头并不会因为使用骨质疏松药物而再长回来。

需要特别留意的是药物的副作用。每一种药物都可能有副作用，所以没有谁比谁好的问题，只有选一个适合自己药物的问题。

如果出现副作用或不耐受现象，就可以换药。所以，在门诊我常对病人说，每种药物都各有优缺点，病人与医生彼此达成共识最重要。

骨质疏松及骨折不完全与年龄有关，有些是与疾病有关，

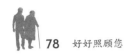
◎詹医生给子女的贴心叮咛

　　老人如果在吃药后，觉得身体不适或觉得有副作用等，子女可以帮忙与医生沟通，看看是否能换药。因为有些老人会觉得不好意思跟医生反映。

例如，男性酗酒、长期服用类固醇、抽烟，或有甲状腺功能亢进等。

## 什么样的人需要注意骨质疏松、骨折的危险因素

　　1. 40 岁以后的身高是否减少超过 3 厘米以上。

　　2. 体重过轻，身体质量质数 BMI 值少于 18.5（BMI 计算方式：体重（千克）／身高（平方米）。

　　3. 成年后，曾经因为摔倒而造成骨折。

　　4. 经常摔倒（去年超过一次），或因为身体较虚弱而担心摔倒。

　　5. 父母有髋关节骨折病史。

6．父母曾被诊断有骨质疏松，或曾在轻微跌倒后骨折。

7．父母其中一人有驼背状况。

8．目前仍有吸烟习惯，或曾经吸烟。

9．有类风湿性关节炎。

10．曾服用类固醇药片，如可的松（见 84 页注一）、强的松连续超过 3 个月。

11．45 岁以前停经。

12．除了怀孕、更年期或切除子宫后，曾经停经超过 12 个月。

13．在 50 岁前切除卵巢、又没有服用荷尔蒙补充剂。

14．曾因雄性激素过低而出现阳痿、失去性欲的症状。

15．一天饮用酒精 2 ～ 3 单位（见 84 页注二）以上。

16．每天运动量少于 30 分钟（含做家务、走路、跑步等）。

17．既没有食用乳制品又没有服用钙片。

18．每天从事户外活动时间少于 10 分钟、又没有服用维生素 D 补充剂。


除此之外，以下为与继发性骨质疏松症强烈相关的疾病：

· 1 型糖尿病（胰岛素依赖型）。

· 成年人的成骨不全症。

· 长期未治疗的甲状腺功能亢进。

· 慢性营养不良。

· 吸收不良。

· 慢性肝脏疾病。

## 骨质疏松如何自我筛检

除了精密的机器检测外，还可以透过筛检测验。目前，世界骨质疏松基金会推动的是 FRAX，在网络上可以找到（http://www.shef.ac.uk/FRAX/?lang=chs）。

FRAX 是 10 年骨折的风险评估，只要在网站上输入年龄、性别等 12 项危险因子，透过运算，就能评估出 10 年内髋部骨折概率，以及 10 年内主要骨质疏松性骨折的风险，这可以作为进一步骨质疏松防治的参考指标。

要注意的是，筛检时要把地区转换成中国，同时在询问的问题上，常有人答错的是"类风湿关节炎"。类风湿关节炎是指全身许多关节骨头变形、肿起来，与退化性关节炎不同。

要多少才算是骨质疏松？每个地区都有自己的标准，台湾目前是采用美国的标准。FRAX 做出来，主要骨质疏松性骨折大于或等于 20%；髋关节骨折大于或等于 3%，就是高危险人群。

至于什么样的人需要就医看骨质疏松？已经知道骨头断了的老年人，尤其是髋部、手腕骨、上臂骨及脊柱压迫性骨折，就应该马上就医 。

另外，老年人如果身高比年轻时减少 3 厘米以上，或是严重背痛，怀疑有压迫性骨折也可以就医，照脊柱 X 射线。

还有一种简单的筛检，就是年龄减去体重，若大于或等于 25，那就有患骨质疏松的高度风险。例如，75 岁瘦瘦的妇女，若体重只有 50 千克，就属于高危险人群，建议到医院做骨密度检查。

## 骨质疏松的预防方法

骨质疏松不仅要预防，也要治疗。如何预防？包括若有烟瘾，就需要戒烟；喝酒避免过量，每天不要超过 3 杯；要有适当的运动。

老年人因为心肺功能和肌力较为衰退，所以做运动时平衡能力和协调能力较差。如果要做速度较快的或碰撞运动，最好身边要有专业的指导员。

而且，以能对抗地心引力的运动最适合，例如，重量训练、快走、慢跑、爬楼梯、跳绳、踏步等，都可以改善多个重要部位（腰椎、股骨颈、股骨近端）的骨矿密度。另外，平衡训练和协调运动，可防止跌倒。

除了运动之外，还要预防跌倒，也就是要了解可能潜在的危险。以居家环境为例，例如，上下楼梯要注意台阶、浴室避免因积水而滑倒等。

个人的BMI值，不宜低于18.5千克每平方米；应摄取足够的钙、维生素D及蛋白质；少吃安眠药。

### ◎詹医生给子女的贴心叮咛

现代人或许因为过于忙碌，所以有些人会选择干脆吃钙片补充身体所需的钙质。但钙片其实不能多吃，一旦一天吃的量超过1000毫克，就会增加罹患心血管疾病的机会，不可不慎！

## 多吃钙片可能会增加心血管疾病的风险

在补充营养部分，要注意的是补充钙质，但钙质补充并不等于吃钙片。

许多人嫌麻烦就干脆吃钙片，心想，这样一定不会缺钙吧？但中老年人，一天的钙量建议 1200 毫克，其中的 600 毫克，确实可以通过钙片吸收，但另外的 600 毫克，则应从每天的食物中摄取。

因为钙片不能多吃，如果每天吃的量超过 1000 毫克，可能会增加罹患心血管疾病的风险。

## 台湾多数民众维生素 D 摄入量不足

晒太阳虽然是补充维生素 D 的方法。不过，不要以为台湾日照天数长，所以日照时数就一定够，这是错误的观念。

依照台湾健康署统计，全台湾民众的维生素 D 摄取量，如果以比较宽松的定义来看，有七成是不足的，若以严格的定义来看，则高达九成。

因为大家怕晒黑，都穿着长袖衣服、涂着防晒乳，这样根本晒不足。如果要好好晒太阳，就是要把脸加上两只手臂都晒到。冬天每天要晒30分钟，夏天则是晒15分钟。所以想要靠晒太阳来补充维生素D是不切实际的，仍要靠食物加上维生素D制剂。目前，建议一天补充800毫克。

蛋白质是造肌肉、骨头的原料，以一天来算，1千克的体重要吃1～1.2克的蛋白质，有些研究建议甚至要吃1.5克，这个可以参照食物对照表。

其实，这几年骨质疏松防治做得很有成效，髋部骨折率及髋部骨折死亡率都有下降的趋势。

一般来说，只有50岁以上的中老年人骨头出了问题，才会说是有骨质疏松症。

如果能及早预防，不论是从饮食还是运动等方面着手，都能保留自己的骨头。

（注一）：可的松通常为治疗气喘、类风湿性关节炎以及某些发炎的疾病；剂量为每日服用5毫克或以上的Prednisolone或其他同等剂量的类固醇。

（注二）：一个单位是10克酒精。简单的计算公式：酒精单位=饮酒量（升）×度数×0.8（酒精的密度）。比如，喝了0.05升52度的茅台，就是0.05×52×0.8=两个酒精单位。

## 爸妈爱吃保健品，无伤大雅

目前并没有任何实证能证明综合维生素有特别的预防效果。更何况维生素A吃得太多，会增加死亡率；高剂量的维生素C，会增加肾结石的风险；维生素E吃多了，会增加心血管疾病的风险；胡萝卜素若吃得较多，也容易增加罹患肺癌的风险，不可不慎。

小区里最活跃的月姨，正热心招呼街坊相识几十年的老邻居，参加在活动中心举办的"健康说明会"。

月姨在这个小区住了20多年，与每个人都熟，加上她平时又很热心，所以对于她的邀约，邻居们都不好意思不捧场。更何况她还神秘兮兮地说："早点到，还有精美礼物哦！"

就冲着这一点，大家都很准时到达会场，结果答案揭晓，

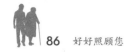

原来是保健品的推销会。

在推销会上，主持人一再宣传保健品对健康的好处，从降血脂、降胆固醇到促进血液循环、各种维生素等都有。被强力宣传、疲劳轰炸后，不少老人都拿出私房钱，买了一堆号称有神效的保健品。

老人自己花钱买了保健品，自然都会按时服用，有的还会拿去跟好朋友分享，或者推荐给儿女。甚至看门诊时，还会跟我说："那个吃了真的有效呢！不过，腰酸背痛的，我也吃了，还没看到效果。"

当我问他们花了多少钱，老人常常不好意思地说："前后加加，总共有上万元呢！"

## 吃综合维生素并无法预防疾病

对于长辈们很容易听信保健品的疗效，我们有时也不知如何是好。门诊中，还常有老人问我："医生，吃这款有效哦？"

老实说，这些保健品可能都是没有明显疗效的。毕竟保健品不是药品，拿保健品来"治疗"，从理论与实证上，都不一定站得住脚。

其实，不只是老年人，很多中年人或年轻人也都习惯吃各种维生素来补充营养，但真的是否就对健康有帮助呢？答案是不一定。

我的建议是当面对各种让人眼花缭乱、宣称有神奇疗效的保健品时，若你要购买使用，请先想清楚，你为什么要吃？吃了有效吗？它是属于药物，还是食品？

以最普遍的维生素为例，很多人都不断地问，到底要不要吃维生素？因为非常省事啊，只要每天吃一颗综合维生素，各种该补的营养就都补到了。

可是，最近的大规模临床研究却告诉我们，综合维生素其实没有预防疾病或症状的效果，它是用来"补充"维生素的不足。

维生素有没有效果？研究结果常随时间改变，保健品真的不能乱吃，除非经过实证确实有效。

不过，实证也常常随着时间在改变，在 2013 年之前，许多分析都提到钙与维生素 D，对骨密度、骨质疏松、减少跌倒可能是有好处的。但在 2014 年新的统合分析又提到骨密度有些部位会增加，但其他两者的效果，可能没那么显著。

所以，很多东西后来发现并没有想象中的那么好，于是，还是要回归到一个最基本的问题，也就是人为什么要吃维生素、目的是什么？虽然很多人认为维生素多吃无害，但目前医学界对于到底要不要吃维生素，仍有许多争议与不确定。

以现代人来说，除非是生病或吸收不好，例如，有人因为动手术，肠子少了一截，否则一般人很难会出现营养不良，以至于需要补充维生素的情况。

当然，如果一个人身体缺乏许多营养素，就会有很多病症出现。

## 孕妇可以补充叶酸

维生素的范围很广。理论上，若一个人想补充维生素，需要先去检测身体有哪方面的营养素不足，然后才去补充，但既然维生素的范围很大，影响因素又多，所以很难决定是否需要补充，也不建议去检测身体是否缺乏维生素。

如果你怀疑自己身体里的维生素不足，那么有几个营养素是临床上比较常检测的，如维生素 D 与维生素 $B_{12}$ 及叶酸。

到底要不要补充维生素呢？若是怀孕妇女，为了胎儿，可以补充叶酸，这是有科学依据的，而且孕妇补充叶酸，对胎儿的发育是有好处的。

除此之外，叶酸对于预防癌症及心脏病都是无效的。

不过，维生素 D 对于预防骨质疏松、跌倒，可能有帮助。但需留意的是，维生素 D 对预防癌症也不见得有效。

## 维生素 A、C、E 等吃得太多，会出现各种风险

在抗氧化部分，很多人吃维生素 A 来抗氧化，但是吃太多，反而会增加死亡率，胡萝卜素亦是如此，不可不慎。

有科学实验指出，在维生素 A 不足的国家，让儿童补充维生素 A，确实有好处，可以增加免疫力，降低死亡率，但根据研究结果，如果服用大于 1000 毫克的维生素 A，反而会增加孕妇产下畸形儿的风险。

另外，若是吃很多，或补充太高剂量的维生素 A，造成骨质疏松的概率也会提高，所以医生多半不建议补充维生素 A。

至于胡萝卜素若吃得较多，也容易增加罹患肺癌的风险；

高剂量的维生素 C，则会增加肾结石的风险，所以我的建议是，尽量从食物中吸收各种营养。因为，如果一个人饮食均衡，根本就不需要去特别补充维生素。

以维生素 E 来说，吃多了，会增加心血管疾病的风险，不过，对于失智症病人，若服用高剂量的维生素 E，确实能减少失智症的退化情形，但如果吃超过 400 毫克的维生素 E，死亡概率反而会增加。

要减少失智症的退化，则要吃到 2000 毫克才会有效，因此需要谨慎评估的是，究竟是要治疗失智症，还是要担负死亡率增高的风险？

## ◎詹医生给子女的贴心叮咛

有不少现代人会这样说："我每天都吃一颗综合维生素，这就把一天所需的营养都补足了。"或是，"我早上服了一颗维生素 C，今天就不用吃水果啦！"其实这都是错误的观念，身体所需的各种营养素，最好还是都从食物中摄取，不但身体最容易吸收，也没有风险。

至于综合维生素，并没有任何实证能证明特别有效果。综合维生素无法预防癌症、心脏病，也就是既不会降低死亡率，又不能改善认知功能。

## 老年人可以补充维生素 D 加钙；素食者补充 $B_{12}$

许多人都不断地讨论要不要吃保健品？基本上，如果被归类为药物，就要受药物的相关法令规范。如果维生素被归类为食品，就要受食品管理法规范。只是即使是一样的维生素，所含的物质也会不一样，每种维生素的剂量更不同，而且到底某种综合维生素的来源是什么，如何萃取出来，吃多少才有效，这些差异可能都很大。

因此，要再次提醒人们，只要均衡摄取食物，就可以不必吃维生素，但若是素食者，建议补充维生素 $B_{12}$，因为 $B_{12}$ 只存在于肉类，素食者这方面会不足。最后，还是要强调，老年人只要均衡饮食，适度晒太阳，并不需要补充任何维生素。

若老人真要补充，可以补一些维生素 D 加钙；素食者补充 $B_{12}$；孕妇补充叶酸。至于综合维生素，真的没有必要一定要吃。另外，也有一些人因为吃了综合维生素，就不在乎日常的食物摄取，随意乱吃，这是本末倒置，也是非常不正确的方法。子女不妨多关心老人，尤其是有争议的一些地下电台贩卖的药物，这些药物普遍来路不明，还会强调神奇的疗效。对于老人来说，他们认为只要花一点钱能让身体健康就觉得很值得。

但为人子女需要留意的是，除了这些地下电台的药是否有问题，或许也该多花时间与老人相处。问问他们，是否觉得身体不太舒服，所以才会买这些地下电台的药。

多关心老人，因为老人有时候并不是真的有病痛，而是需

### ◎詹医生给子女的贴心叮咛

子女对于老人购买保健品，尤其是一些来路不明或地下电台卖的药，往往既生气又无奈。除了花大把钱，其实更担心的是伤了身体。

若老人买保健品是因为身体不舒服，那么我建议到医院就诊，让医生做正确的判断、治疗。另外，子女不妨多倾听、多陪伴、多关心，有时也能避免老人沉迷于保健品。

要被关注、被关心。保健品亦然，例如，某保健品被查出含有减肥药成分。因此我不建议服用不知道成分、疗效都没有经过很好研究与证实的"食物"。

最后，必须要强调的是，没有一种药物可以治百病。如果它强调所有的症状都可以治疗，应该就有问题。对于太过"神奇"的东西，我们都要小心。

# 爸妈多吃银杏，可以预防痴呆

一直到 2013 年最新的资料，我们发现几乎所有的药物或食品，对于预防痴呆症都是无效的。

不过，银杏与维生素 E，倒是对于痴呆症的治疗有些许帮助。

50 岁的阿德在科技公司工作近 20 年了，最近好不容易升任资深工程师，并带领一个 10 人的小团队。

阿德自觉很能胜任，但他最近连续发生两次忘记领导交办的重要事项。幸好部门主管体谅他，并未苛责，但再三叮咛他，千万不能再犯了。

阿德心里有说不出的紧张、害怕。他想，自己是不是得了痴呆症呀？因为最近其他同事也纷纷抱怨，自己好像记忆力衰退，大伙儿还认真地讨论要不要团购银杏。

其实不只银杏，阿德最近只要看到任何可以预防痴呆、增强记忆力的食品，他都很想去尝试。

他还想到近 80 岁的双亲，近几年也都有记忆力大不如前的状况，是不是也有痴呆症？

## 目前，没有任何药物或食品能预防痴呆症

大家都很担心自己会有痴呆症，也都很想找到能预防痴呆症的药物或食品，但遗憾的是，以目前的研究结果来看，确实有药物可以治疗痴呆症，但要预防痴呆症，并没有任何药物或食品证明是有效的。

也就是我们并无法通过吃任何食品或药物预防痴呆，但有些产品倒是对痴呆症的治疗有正面效果。

举例来说，虽然银杏对于治疗痴呆症在临床研究上有些效果，但银杏是没有办法预防痴呆的。

目前，研究的方法是找没有认知功能问题的人，可能要追踪 5 ~ 10 年，把他们分成两组：一组有吃银杏，一组没有吃，再看看吃银杏的人发生痴呆的比率会不会比没有吃的低。但结果

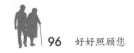

令人失望。

另外，有一些抗氧化的维生素 E、维生素 C 等。以实验结果来看，维生素 E 对于治疗痴呆症可能有效，但是对于预防痴呆症，可能是无效的。

2013 年最新的数据显示，几乎所有的药物或食品对预防痴呆症都是无效的。

维生素 E 比较麻烦的是，虽然它对治疗痴呆症可能有好处，但是因为它需要 2000 毫克的量，而维生素 E 只要吃超过 400 毫克，可能就会增加心血管疾病风险及死亡率。

医学界目前还在观望中，所以很少在第一线用维生素 E 来治疗痴呆症。另外，像胡萝卜素、维生素 $B_6$、$B_{12}$、叶酸、Omega 也未见效果。

## 运动、训练认知功能可预防痴呆症

经常运动的人，比起不做运动的人，在认知功能方面，其下降的速度会慢一点。

以老人在家做运动，以运动时间为 6 个月、一周 3 次、每

◎詹医师给子女的贴心叮咛

　　随着现代人平均寿命不断提高，痴呆症的发生也更频繁了。但与其一直担心自己或爸妈是不是会罹患痴呆症，倒不如尽量找机会多做运动，并训练认知功能，才能真正预防痴呆症。

次 50 分钟来研究，发现做运动的人认知功能比较好。

　　另外，除了运动外，也可以朝训练认知功能的方向努力。例如，下棋或请老师来上课，教你如何记东西、增强记忆力，这些对认知功能都有帮助。

　　总而言之，无论任何药物或食品都不能预防痴呆，但如果有认知功能训练，以及做足量的运动，那么对于减缓认知功能变差，确实有帮助。

## 血压若控制得好，患痴呆症机会较少

　　比较特别的是，许多人患痴呆症的原因是血管性痴呆症，这是因血压没有控制好而引发的小中风所引起的。所以从这点来说，如果血压控制好，痴呆症发生的机会就比较少。

目前，虽然已有治疗痴呆症的药，但对于没有痴呆症的人，就算吃治疗痴呆症的药，也无法达到预防的效果。

所以，如果没有认知功能方面的问题，就不用提前吃治疗痴呆症的药。

而且，没有患痴呆症的人，也不要认为吃银杏认知功能会变好。只有运动、训练认知功能，对痴呆症预防才能有点效果。

## 维生素 E 及银杏，对于痴呆症的治疗有些许帮助

值得一提的是，治疗与预防是不一样的。

在痴呆症的治疗上，除了现在核准上市的药物之外，高剂量维生素 E 及银杏确实有一点效果。

以认知功能评估 70 分为标准来看，用高剂量的维生素 E 大概可以降 3 分，与痴呆症药物相当；而服用银杏大概能降 1

分。不过，这些影响在医学界看来都只有轻微的好处。

最后，与其花心思去找能预防痴呆的食物或药物，倒不如从现在起就养成规律的运动习惯，并且好好训练自己的认知功能。

# Part 2

## 爸妈生病时，
## 如何正确就医与照顾？

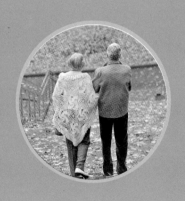

# 头晕、跌倒、虚弱、痴呆、抑郁……
## 老年病综合征

老年人跌倒，究竟是看老年科，还是一般科？

其实这并没有一定标准。但老年科强调的是要看跌倒的原因，并做跌倒的预防，以及相关骨质疏松的处理。不过，老年科的评估其实很费时间，也需要许多耐心。

曾在商场上呼风唤雨的马老板，前阵子由儿子陪同参加朋友的儿子婚礼时却步履蹒跚，连以往炯炯有神的双眼都显得空洞，整个人看起来非常虚弱。

83岁的马老板感叹："人真是不能不服老呀！我一直以为自己还能像年轻小伙子一样到处走，但随着年岁增长，身体都不听使唤了。我以前还不服气，以为吃最好的药就可以回到从前。近几年才知道身体的老化是不可逆的呀！"

马老板的感慨完全道尽老年人的无奈，而这也是近几年国际上的研究渐渐重视老年医学的原因。

我们都希望老人能处在恒定状态。就像人是常温动物，外面的温度虽然变化大，但身体有应变的机制，足以让体温不会因外界的温度变化而改变。但是在老化的过程中，体内维持恒定的系统会慢慢出现问题，也无法再像年轻时那样可以维持在恒定的状态。

这种情况就像身体里有一些小缺损，没有办法维持恒定，在老年医学里称为"虚弱"。

虚弱的老人只要受到外在一点刺激，例如，感染或开刀，或是天气忽然变冷、吃了什么药，就会产生其他问题。这些问题，我们称之为"老年病综合征"。

引发老年病综合征的原因，通常不只一种（Geriatric Syndrome, GS），老年病综合征有四个特色：

1. 老年病综合征在年轻人中不常见，但在老年人中很常见。

2. 造成老年病综合征的原因通常很多元，也就是产生的原因通常不只一种。例如，如果病人发生意识混乱（谵妄症），可能是由泌尿道感染、发烧及合并急性肾损伤、电解质不平衡等问题综合造成的。

3. 在发生老年病综合征之前，病人身上同时已经有很多其他问题或疾病，称为"共病症"。所以有多重疾病的老年人更容易产生老年病综合征。

最近的研究发现，老年病综合征的共同危险因子，包括认知功能不佳、生活功能不佳、活动力不佳等。

如果是身体超级健康的老人通常不会有事。有问题的通常是伴随着很多其他疾病的老年人。

4. 一旦产生老年病综合征，就会衍生出更多的问题。不但会造成不良预后，也可能会让老年人的生活功能变差、生活质量变差，甚至可能死亡等。

## 老年病综合征＝最后一根稻草

老年病综合征的概念与传统的疾病通常有一个明显的差异。传统的疾病，例如，糖尿病只有一个单纯的病因，但老年病综合征往往是由各种不同的病因导致的一种临床上的表现，

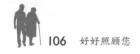

·

例如，跌倒、尿失禁等。

如果一个病人吃的多、喝的多、尿的多，却越来越瘦，检查后发现血糖高，有糖尿病，这是传统医学，从很多症状的表现去找一个原因。但老年病综合征是反过来的，因为它最后产生问题的病因通常都是最后一根稻草。老年病综合征，是很多原因结合在一起造成的。

以跌倒来说，一个人为什么会跌倒？通常可以分成病人本身内在因素、环境因素，加上快要跌倒前所诱发的因素——可能是中风、行动不灵活。而环境因素则是路上有凸起的地方：例如，要去厕所，有一个台阶，加上视力不好，所以没看到，结果一不小心，滑了一下就跌倒了。

老年病综合征最大的问题，就是要找出造成问题所有可能的原因，一一对症处理，才能够有效改善与解决问题。

到底有多少老年病综合征？目前仍是众说纷纭。广义一点来说，有10多种症状，例如，谵妄、痴呆、抑郁、用药问题、头晕、跌倒、骨质疏松、虚弱、肌少、尿失禁、视力与听力弱、失眠、褥疮等。

究竟老年人身上发生什么事，才容易患老年病综合征？

1. 它很像每个系统都因老化而不太稳定，所造成的多重系统调节异常。

2. 有人说老化本身是种慢性发炎。确实也有证据显示，老年人的发炎指数都比年轻人高。所以是因为身体长期处在发炎状态而失去调节功能。

3. 老年人本身常见的肌少症，会让他们更容易得其他的老年病综合征。

4. 动脉硬化的发生，很多人只想到脑部或心脏问题，但其实全身血管长期硬化，也容易造成其他的老年病综合征。

◎詹医师给子女的贴心叮咛

　　年老的爸妈若患有多重慢性病，常常跑医院就诊拿药，那么子女不妨先上网查询有老年医学专科的医院，这样能够较完整地帮家里的老人做周全的评估。

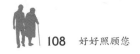 

## 老年人需要"周全性老年评估"

总而言之，老年医学与其他专科医生的差别是：专科医生多半是针对特定疾病或器官来看，但若是遇到老年病综合征，有时就会摸不清楚状况。

老年科医生强调整体医疗，遇到一些比较复杂的问题，会有比较全面的评估。

老年人生病，到底是要看老年科还是一般科室？其实并没有一定的标准。例如，老年人跌倒要看什么科？是跌打损伤科、骨科还是复健科？

其实，每一科都有不同的切入方法，但老年科强调的是要看跌倒的原因，并做跌倒的预防，以及相关骨质疏松的处理。老年科的评估其实很花时间，也需要许多耐心。

要找出这么多的原因，需要一套系统性的方法，从生理、心理、社会及功能方面来评估，也就是我们常常提到的"全面性老年评估"。

所以，老年病综合征的治疗计划需要"个性化"，也就是每个人都不太一样，需要医生花时间思考，这样才能有效防治。

## 老爸、老妈说不出口的种种压力

如果老人生病了，是由谁来照顾？是另一半还是子女轮流？是要在家照看还是到赡养机构？要不要雇保姆看护？与家人之间要如何分工？

这是每一个为人子女都会遇到的问题，无法逃避。

担任社工的秀霞，只要一谈起日前处理的个案，她就忍不住唏嘘。

秀霞负责台南一处偏远的老小区，这个小区早年是军属村，后来在拆除、改建后，有些原本已经搬出去居住的老人又再搬回来住。因为这里很安静，即便离市区有约 40 分钟的车程，但老人就怕吵，他们也不需要每天上街，所以交通不是问题。

诚正伯夫妻就是从市区搬回来的。82 岁的诚正伯是军职退伍，本来为了儿女读书搬到台南市区。在孩子长大了后，他太太身体不好，曾经有轻度中风，行动上不太利落，加上还有点气喘，而诚正伯自己则有心律不齐的老毛病。

诚正伯夫妻都怕吵，他们的儿女原本不放心老人回到乡下住，但拗不过父母的坚持，也只能顺他们的意。

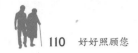

没想到的是，夫妻俩回到乡下后没多久，80 岁的诚正婶身体就越来越差。

秀霞是接到村组长的通报，提到诚正伯摔了一大跤。

医生原本建议诚正伯要住院治疗，但诚正伯担心如果他住院就无人照顾在家的太太。

诚正伯也不想麻烦子女，所以坚持不要住院，于是村组长才请社保局帮忙。

秀霞只要一想到诚正伯夫妻俩彼此互相依赖的情感，以及这几年诚正伯对太太无微不致的照顾，心里既感动又难过。

真的是可怜天下父母心啊！哪怕孩子都长大了，但身为父母的还是那么疼孩子，舍不得麻烦孩子，就怕影响到孩子的生活。

不过，最后的评估仍是请诚正伯的儿女出面，大家一起商量二老的未来生活与照顾的问题。

## 当老年人生病，问题往往不仅是在疾病上

类似诚正伯的个案，不仅各县市社会局社工经常要面对，

我们身为医生也常要协助处理老人的赡养问题。

从医生的立场来看，当一位老人生病了，虽然治疗疾病是首要的任务，但只有从心理、生理、居住环境等各方面加以配合，才能好好地"治愈"病症。

不过，虽然很想做好全方位的照顾，但医生看诊病人多，多数也只能把重点放在治疗老人家的病痛上。至于其他问题，也只能转介给医院或卫生局社工追踪了。

诚正伯选择留下来陪伴老妻，不想住院治疗。值得庆幸的是，诚正伯还愿意把自己的状况说出来，让子女、医护人员共同商量如何解决。然而，有更多的老人不愿意把困境说出来，也不肯对外求助，或是亲友忽略了照顾者的压力，而错失帮忙的机会。

每个人面对压力的处理方式都不相同，有人可以坦然面对，或寻求支持；有的人却会选择逃避，甚至自杀，酿成悲剧。

许多人以为老年人退休了，可以好好享受退休生活。但事实上许多老人面对着许多压力，包括退休后的日子要如何过，要如何照顾比自己年长的老人，以及如何面对死亡的悲伤，等等。

我建议必须先做好实质的规划与心理建设：

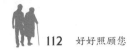 

1. 经济层面的规划

退休，确实意味着生命中某些重要事务的结束。不过，即使有退休金，也有不少人存在收入减少的问题，需要提早安排与规划。

2. 退休生活的安排

当原本习惯于每天行程排得满满的忙碌工作，突然空闲下来时，这大把的"空白"时间，要如何打发？能不能顺利调适？

很多人提过退休后会有一段时间老得很快。确实，如果每天看电视、无所事事，失去人生目标，那么可能会对健康造成不良的影响。

有一个流传多年的笑话。老婆每天要拿菜单，给退休下来的老公批示，好让当惯主管的老公有"事"做，以维持一贯的"权威"。

3. 帮忙照顾孙子、孙女所衍生的问题

不少老年人都会选择帮忙儿女带孙子孙女，他们也喜欢说照顾孙子孙女是一大乐事。但其实老人要照顾小孩，需要体力；老人也会担心如果幼儿照顾不好，或者与子女对教养孙子孙女的意见相左等。所以对老人来说，心理与生理上的负担仍不小。

4. 当另一半生病时，照顾者往往承受不小的压力

因为子女要各自为生活奔波，不太可能在家专职照顾二老，以致多数都是老夫老妻互相扶持，顶多再雇个保姆协助。但照顾者本身要承受相当大的压力。有时压力是来自被照顾者不稳定的状态，例如，会迁怒、生活功能丧失等，这些都会让照顾者自身的心理、生理受到影响。

5. 年老意味着要承担着病痛，与送别亲人朋友的伤痛

即使再有心理准备，当至亲挚友过世时，都会是难以承受的痛。另外，当人年纪大了，也要面临自身的体力衰减。从视力、听力受损到行动变慢、身体的不适增加等。甚至从以往的生龙活虎、四处走动，到生活无法自理等，这些都不是一时可以接受的。

医学研究指出，遇到伤感的事，大约要半年至一年的时间才能稍稍冲淡哀伤。但这只是表面上看起来的平静，哀痛可能会造成的生理与心理的影响，并不是表面上看得出来的。这种情绪的转变不能掉以轻心，万一发现不对劲，一定要寻求专业的机构咨询。

6. 老年人若能乐观、自信，则较能面对各种问题

医学研究发现，老年人若是充满自信、乐观地看待自己要

面对的各种问题，则比较能平和地接受现实生活，也比较能有效地处理压力源。例如，遇到老伴生病，会找保姆协助；对自己的身体老化能坦然面对等。

### 7. 老年人不一定要改变

老年人多半习惯于自己多年来的生活方式，不太想去改变。一方面是难以改变习惯，另一方面也是害怕改变，担心改变会对自己不利。而且，如果是要尝试新事物，可能需要花更多的时间重新学习。

事实上，老年人不一定要学习新的事物，或者做重大改变。有时固定而熟悉的生活环境、操作模式，反而对老人更有帮助。

### 8. 与家人相聚，对老人来说很重要

现在多半是小家庭，儿女常常只有在假日时才会带着孙子孙女回去与父母相聚。因此每周与儿女、孙子孙女餐叙，或者做一顿丰盛的晚餐，对于老人来说，有时反而是他们的生活重心。以老奶奶为例，她为了煮好吃的菜，可能忘了病痛，也更愿意去治疗身体上的不适，心情也会变得更好。这对老人来说，不是更有帮助吗?

### 9. 懂得运用社交网络

若老人生病了，由谁来照顾? 是子女轮流吗? 要在家照

顾，或到赡养机构？要不要雇用保姆看护？如何分工？若是有支持网络可以帮忙，就可以减轻照顾者与受照顾者的压力与工作量。

事实上，如果老年人懂得运用社交网络，往往能够适应外来压力，也可以更好地维持心理与生理功能，降低死亡率。

莉美在错过婚姻后，选择与老父老母同住。她的哥哥与嫂嫂、侄子们只有假日才会回来探望父母。但最近母亲因急症住院，吓得老烟枪的父亲以戒烟来为老妻祈福。

莉美看在眼里，是既欣慰又难过。心想：劝了这么多年，

◎詹医师给子女的贴心叮咛

一般人常有的错误观念或误解是，认为人退休了，就可以什么都不用做，好好享清福。但一个人如果要"好好活"，就要"好好动"。另外，因为生活的压力、环境的污染，加上食品安全的问题等，老年人若希望拥有健康的身体，子女就应该适时提醒他们：良好的生活习惯、规律的运动及饮食是一定不可少的。

父亲终于肯戒烟了。但其实父亲的身体状况也不好，又要担心母亲，大家的负担都很沉重。幸好家人可以互相帮忙，父母又能乐观面对疾病，让她的压力减轻不少。面对亲友的关心，她说："幸好父母够坚强、乐观。"

## 老年人如何才能过得快乐、自在？

要如何成为一位身心灵都健康的老人？很重要的是，要学习减轻压力源，也就是要具备所谓的调节力（Moderator）。调节力包括行为、情绪。有效的调节方式要靠自己的安排与思考，包括生活的改变等，做到以下三点很重要。

1. 社会参与

退休不代表是静止，退休后一定要保持不断地动。不论是安排上老年大学、学习计算机、经营自己的博客、玩微博、当志愿者、照顾孙子孙女、旅游、拜访老朋友等。总之，要让退休的生活更多彩多姿，目的就是不要让自己与社会脱节。

有研究指出，退休后一至两年，是老年人凋零最快的时期。积极参与社会活动，才能让退休生活健康持久。

◎**詹医师给子女的贴心叮咛**

当爸妈生病，这一代的我们显得压力更大，无论是人力照护还是经济上的帮助。因为我们通常上有老、下有小，就像"三明治"般。所以如何让爸妈在退休后也能活得健康自在，是刻不容缓的一件事，也需要子女与爸妈一起努力。

2. 宗教信仰

西方研究指出，老年人比一般成年人会参与更多的宗教活动，常参与宗教活动的老年人也比同年龄的人更健康。

有宗教信仰，虽然可以让人得到心灵的安定与平静，但切记不能过于迷信。

最常见的是当老人生病时，却只相信宗教的力量，而忽略了治疗的重要性。

3. 生活行为的调适

许多人以为年纪大了，就依照原来的生活作息即可。但事实上，老年人更需要重视健康的生活习惯。这些习惯，包

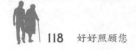 

括饮食及行为。例如，应该要规律的运动、不要抽烟、少喝酒、不能暴饮暴食、要注意营养等等。

　　老年是每个人都必须正视的问题，要如何正确健康地看待老化？其实，只要了解自己有哪些可以运用的资源，再加上乐观积极的生活态度，老年也会是健康、快乐、优雅的。

# 每走一步，膝盖就痛得哇哇叫？——骨关节炎

肌肉、骨骼疼痛时，当然是先止痛，但最重要的是仍要适度地运动。

早期医生会建议有关节炎的病人，要卧床，多休息，少活动。最近几年的研究则不再强调卧床休息，而是要适度地运动，可以减轻症状、减少发作。

72 岁的曹奶奶喜欢拿着年轻时的照片给儿孙看，她要证明自己当年的身材很棒。她总怀念地说："我那时穿旗袍，有选美小姐的气质，美得很呢！"

可惜的是年轻时的风光，在她生了 4 个小孩后就走样了。中年后，她的身材更是开始往"横"的方向发展，后来曹奶奶

得了高血压，常常腰酸背痛，更加不想动。

身高 155 厘米的曹奶奶，体重由年轻时的 40 千克到现在 68 千克。她的身体质量指数为 36，已经达标准中的"重度肥胖"。

其实，最困扰曹奶奶的不是体重，反而是膝盖不舒服。这当然已经是老毛病了，是长期操持家务的结果。加上她总认为关节痛不是什么大毛病，只要吃吃止疼药、贴贴药布就舒服些了，哪里需要去看医生呢？

但这一招近年来不管用了。她的两侧膝关节，不只是不太舒服，而是连走路都会痛。上楼梯还好，下楼时就非常痛，关节也肿起来了。

在子女们强烈的要求下，曹奶奶终于去看了骨科医生。医生说是退化性骨关节炎，曹奶奶自己则去买"维骨力"（葡萄糖胺）吃。

每隔一阵子，医生会在曹奶奶的膝关节处打玻尿酸。另外，若真的很痛时，曹奶奶还是得吃止疼药。

其实曹奶奶也做过复健，但因为很费时间，又觉得没什么效果，她就放弃了。医生当然还劝她减重、运动，但这对她来说可是大工程。

"体重很难减呀，走路又好痛……"曹奶奶不断地跟医生感叹人老了，好辛苦啊！

## 至少一半以上的老年人有退化性骨关节炎

老年人饱受骨骼关节病痛的情形十分常见，根据统计，有至少一半以上的老年人有退化性骨关节炎。

但即使是常见的骨关节炎，老人们最常抱怨会痛的不是在关节，而是在关节附近的肌肉、肌腱、韧带、滑液囊等软组织。辨别方法是看关节处有没有积水肿胀，若是关节急性发炎，关节处就会出现上述症状。

肌肉骨骼病变分为全身发炎性的风湿性免疫疾病及局部病变。全身性发炎的疾病是指像类风湿性关节炎及红斑狼疮。

这类的病变常具有对称性，会有多个部位都不舒服。除了疼痛外，早上起床时常会觉得全身僵硬，以及还会有像肾脏、皮肤、血液等全身性的问题。局部病变不只有退化性骨关节炎，痛风、五十肩、颈椎骨刺等症也很常见。

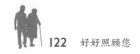 

## 老年人大多数会"忍着"不去看病

通常老人来就诊的最重要的原因就是疼痛。可是很多老年人有根深蒂固的观念，认为"痛，其实忍一下就好了"，所以多半都会忍着不就医。大概要到中等以上程度，实在受不了才会去就医，而且常常是在看慢性病时，"顺便"说自己腰痛、膝盖痛等。

面对这种忍功一流的老人，医生要有警觉，不要轻视他们说的"还好"、"没有很痛"的话。

如果医生自己本科室可以处理，也不一定要让老人转到骨科、复健科。因为有时老人口头上说会去就诊，但不一定去，这反而延误了就诊时机。

## 帮助老人说明自己疼痛的工具

疼痛可以用分数来划分，若以完全不痛是 0 分，生小孩或骨折的痛是 10 分，再来问病人现在病痛到几分。

若老人难以说清楚时，可以用"脸谱图"来代替。难度再高一些的，例如，若是痴呆或无法表达的老人，也可以用"客观疼痛评估工具"来评估。

### 脸谱图

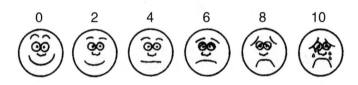

### 客观疼痛评估工具

| 行为 | 0 | 1 | 2 |
|---|---|---|---|
| 可安抚性 | 不需安抚 | 可安抚 | 无法安抚 |
| 面部表情 | 放松 | 皱眉或惊吓状 | 表情痛苦 |
| 身体活动 | 放松 | 焦躁不安 | 挣扎扭动 |
| 呻吟或哭泣 | 无 | 偶尔 | 持续 |
| 呼吸 | 自然平顺 | 偶尔快或费力 | 持续快或费力 |
| 每一项 0 ~ 2 分，加起来 0 ~ 10 分 | | | |

（感谢台大医院提供评估工具）

不管是用哪一种工具评估疼痛，分数都是 0 ~ 10 分。通常大于或等于 4 分，医生就会建议止痛治疗。

另外，医生也可以询问老人，疼痛从何时开始；痛多久才去就医；疼痛有什么不同或变化；以前发生过吗；还有没有伴

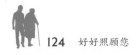

随其他症状等等。这些都能帮助医生对症下药。

## 除了疼痛，发炎也不能忽视

肌肉、骨骼的问题，其主要症状会反映在疼痛上。但若是发炎反应，如局部的发红、发热或是关节肿，也不能忽视。

除了发炎反应外，若有僵硬、发烧、全身无力、倦怠、水肿等症状，也要记得告诉医生，这些症状可以帮助医生鉴别、诊断病因。

有疼痛要做身体检查时，最重要的是要确认疼痛的部位。若是局部性的，就要分辨是关节的问题，还是关节外肌腱、韧带、滑液囊的问题。

关节发炎，就算是慢性的，也常会有一些积水。以膝关节为例，积水的关节活动度会受到限制，无法弯下去；而且弯起来会感觉到膝眼凸出来。

软组织的问题常可找到明显的痛点。若是韧带有明显断裂，也会造成患肢某些动作特别无力。

如果是好几个部位都有疼痛，就要考虑是否有全身性的病变。

每一个不同的疾病，都会有不同的易发部位，像类风湿性关节炎常见于手腕、手指关节，而痛风易发在脚的大拇指的某一指节及膝盖等部位。

如果怀疑是关节的问题，通常会照X射线。但若是软组织的问题，多数会先服药或复健治疗。

有时候，可以使用局部的超音波来确定肌腱、韧带有无肿胀，也可以定位局部用打麻药及类固醇来治疗。如果判断可能是韧带断裂，则要做局部核磁共振来确认及商量如何手术。

## 各种止痛方式的分析

肌肉骨骼急性损害或急性发作，其表现出来的症状有红、肿、热、痛。治疗的重点会放在止痛、减少发炎上。除药物外，还需要休息（rest）、冰敷（ice）、包扎固定（compression）、抬高患肢（elevation），即所谓的 RICE。

至于止疼药，骨科或复健科医生的第一线药物是非类固醇抗发炎镇痛药（non-steroid anti-inflammatory drugs, NSAIDs）。

口服的 NSAIDs 有数十种，不过老年人服用要很小心。因为这类药品可能会伤胃，造成胃溃疡，甚至出血，也可能伤肝、伤肾。

比较安全的止疼药是使用对乙酰氨基酚（Acetaminophen），也就是与"普拿疼"相似的药。不过，此药虽相对安全，但吃多了还是对肝会有毒性。建议老年人一天不超过 3000 毫克（6 颗）。

如果上述两类药品都不能止痛，接下来的药就是管制药

◎詹医生给子女的贴心叮咛

"为什么老年人那么能忍痛，明明就是身体不舒服，还说：'没关系，忍一忍就过去了。'"在门诊时，我常常遇见老人的子女这么问我。

其实，并不是老人很能忍痛，而是因为如果去看病，可能会觉得很累、麻烦，甚至对于较节俭的老人来说，可能还觉得好贵；而如果需要家人陪同就诊，老人家可能会不想麻烦家人……总之，每个老人的原因不同，只有真正去了解，才能对症下药。

类，大部分是吗啡或其衍生物。

很多人害怕服药上瘾，但不管是为了治疗急性还是慢性疼痛，老年人因服用吗啡类药物而上瘾的机会都很低。

只是这类药品前几次服用时，可能会有恶心、呕吐、嗜睡或意识混乱等副作用，建议先从小剂量试起。

类固醇也是常用的药物，有很强的消炎效果，只要服用几天，就会有很明显的疗效，可以缓解疼痛，也能改善红肿、发热。只是不能长期服用，以避免有免疫抑制、血糖上升、骨质疏松等副作用。

## 不再强调卧床休息，而是要适度的运动

急性疼痛发作很痛的时候，不要再多做运动。RICE 的原则中，包扎的目的就是固定患部，减少活动，一直到症状缓解。

急性疼痛改善后，就需要运动及复健，可以使用热敷、水疗、超音波等物理治疗，增加局部血液循环，促进受伤组织复原，对局部的软组织或关节炎都有帮助。物理治疗师也可以利用特殊的手法来改善症状。更重要的是，治疗师可以指导如何

正确地运动，来增进复原及减少进一步损伤。

　　肌肉、骨骼疼痛时，当然是先治疗，但最重要的是仍要适度的运动。

　　早期医生会建议有关节炎的病人，尤其是风湿免疫性疾病患者要卧床，多休息，少活动。最近几年的研究则不再强调卧床休息，而是要适度的运动，反而可以减轻症状、减少发作。

　　至于何谓适度的运动，评断也不是很困难——就是当疼痛时，不要勉强活动。病情趋稳后，慢慢增加活动量。

　　原则就是不要一下就超过身体能负荷的运动量，而是在许可范围内，慢慢地达到目标。

# 我能吃蛋黄吗？——高脂血症

运动对降血脂很重要，但必须做对运动。

举哑铃、俯卧撑等重量训练，无法降低胆固醇。要做有氧运动，例如，快走、慢跑、游泳、爬楼梯、骑单车、有氧操等，可以燃烧脂肪，改善血脂。

70岁的秀丽姨穿上漂亮的新衣，还薄施脂粉。她高兴地跟老伴挥手再见，准备要去参加大学同学会，这可是毕业近40年后难得的聚会。

聚会挑在一家素食餐厅，引起老同学阿良的抱怨："吃素吃不饱呀！这是谁挑的餐厅啊？"

秀丽姨跟其他女同学笑着回答："我们都不是年轻人了，

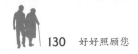

还是少吃大鱼大肉，多吃蔬菜，才健康啦！"

阿良点点头："是真的要服老了啊！因为最困扰我的就是高血压，还有居高不下的胆固醇啦！害我这个不敢吃，那个也不敢吃。本来想趁同学会解禁一下的，谁知道……"

## 胆固醇太高，容易得心血管疾病

胆固醇对成年人、老年人而言，应该都不陌生。常听到有人说，这个要少吃，那个不能吃，理由都是因为怕胆固醇会太高。但我们如果对胆固醇有正确的认识，养成良好的饮食习惯，就不用怕东怕西，让生活这么紧张。

我们常说的血脂，通常包含胆固醇及甘油三酯（Triglyceride, TG）。胆固醇又可以分为总胆固醇（Total cholesterol, TC）、高密度脂蛋白胆固醇（High density lipoprotein, HDL，好胆固醇）、低密度脂蛋白胆固醇（Low density lipoprotein, LDL，坏胆固醇）。

以年龄来看，男性的总胆固醇会随着年龄增加，大约50岁时会是最高点，接着会维持平稳，直到70岁才会下降一些。

至于女性，25 岁之前的总胆固醇会超过男性，总胆固醇一样会随着年龄增加，但速度比男性缓和些。而到了 60 岁以后，女性的总胆固醇会高过男性。可惜的是，总胆固醇的增加，多数来自坏胆固醇（ LDL），而好胆固醇高密度胆固醇（HDL）反而不会随着年龄增减，而女性的好胆固醇一般比男性高些。总胆固醇与坏胆固醇如果太高，就容易得心血管疾病，所以通常医生会要求检测出来数据过高的老人要将总胆固醇（TC），以及坏胆固醇低密度胆固醇（LDL）控制得越低越好。

## 运动＋饮食控制，更能改善血脂

生活习惯的改善，包括运动及饮食控制，是改善血脂的第一要务。运动对降低胆固醇确实有好处。医学研究显示，如果能够持续运动 3 个月，平均总胆固醇会下降 9%，甘油三酯降低 15%，好的胆固醇也会上升 15%。但若只是单纯地控制饮食，那么在一年内，男性能降低甘油三酯（TG）8%，如果是饮食加上运动，就可以降低甘油三酯（TG）33%。

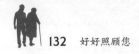

## 想降胆固醇，要做有氧运动

在此特别提醒，运动对降血脂很重要，但做对运动更重要。

有的人为了降胆固醇，选择举哑铃、俯卧撑等重量训练，练出了臂肌和腹肌，但胆固醇却未见变化。

懊恼之余，才发现原来想降胆固醇，就要做有氧运动，例如，快走、慢跑、游泳、爬楼梯、骑单车、有氧操等，才能燃烧脂肪，改善血脂。这个其实与预防骨质疏松／肌少的运动不太一样。所以我们会建议老年人可以做一整套暖身、有氧、拉筋、阻抗、平衡、缓和的运动，才能面面俱到。

◎詹医生给子女的贴心叮咛

"詹医生，我真的不能再吃卤肉饭吗？"在门诊时，常有老人会问我这类问题。看着他们殷殷期盼的眼神，我总是会提醒他们，为了身体健康，忌口确实是必要的。而适量、均衡的饮食如果能再搭配上有氧运动，那么会事半功倍。

每天最好运动半小时至 1 小时，每周不少于 3 次，但如果强度太大或不足，都不能达到效果。

## 想降胆固醇，少吃蛋黄、内脏、虾蟹等

在控制饮食部分，我们体内的胆固醇有 1/3 是来自食物，其余是来自身体合成。因此，胆固醇含量高的食物应该尽量少吃，像蛋黄、内脏、虾蟹等。有研究指出，食物脂肪的种类与健康的相关性比脂肪的总量重要。所以饱和脂肪酸（如动物油）与反式脂肪酸要尽量避免，至于不饱和脂肪酸（如鱼及鱼油）却不能减少。

最后，要记住的是，若想要降低甘油三酯就要少吃精致的米、面食，而淀粉类的摄取量更应该减少。

虽然最好的方式是改变生活习惯，但大家都知道这并非易事。所以常常需要加上降胆固醇、降甘油三酯的药物，才能达到理想的指标。

老年人常见的慢性病之一就是高脂血症，所以不可不慎。尤其很多研究报告都指出，有效降低高胆固醇血症（高 TC、

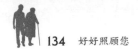 

LDL）对老年人的健康是有帮助的。

　　更何况，血脂的控制与病人是否会得心血管疾病的概率有关。所以只要能好好控制饮食、规律运动，加上保持体重不要超重，就能拥有健康的身体。如果不得不用药物控制，那么一定要到医院做检测，要有医生的专业诊断，采用最适合的药物治疗。同时不要忘记要随时注意身体的变化，使其维持在最佳健康状态。

# 一定要控制饮食吗？——糖尿病

有糖尿病的老人平均可能会减少10年的寿命，死亡率是健康老人的2倍，所以，糖尿病绝对不能轻视。

68岁的周总在从私人企业退休前，就很爱交朋友、爱喝酒。朋友都看不出来大杯喝酒、大块儿吃肉的他，竟然已有10年的糖尿病病史，因为他看起来气色一直都不错。

周总自己还会开玩笑说："喝酒就不怕糖尿病了。"不过，他还会再补上一句："不要学我！"

其实，在饮食及生活习惯上，周总十分小心，他总是定期检查身体、测量血糖、吃药。因为他认为如果要想好好活下去，就不能拿自己的健康开玩笑。

　　周总究竟是如何与糖尿病共处的呢？他一改平时的诙谐语气，严肃地说："别看我好像什么都吃，但我心里其实是有数的，例如，如果朋友请客到自助餐厅，我会边吃边算哪些食物吃了多少。虽然看起来麻烦，但这样的严格控制是有必要的。"

　　虽然周总的潇洒自在让周遭的朋友以为糖尿病不是什么大不了的病，但在医生眼里，却不得不一再强调，糖尿病绝对不能轻视。

## 有糖尿病的老人平均可能会减少 10 年的寿命

　　到底什么是糖尿病？为什么年轻人也有糖尿病？只要打胰岛素就可以控制了吗？饮食控制要怎么做呢？生活上还要注意哪些呢？

　　什么是糖尿病？糖尿病就是指体内的胰岛素分泌不足或作用异常，使得血中的糖分无法被有效地代谢，堆积在血液中。

　　当血糖浓度高到某一种程度就会从尿液中排出。以前科技不发达的时候，医生无法测得血糖浓度，只知道患这类疾病的人排出的尿液是甜的，这个疾病就被称为"糖尿病"。

　　胰岛素分泌不足被称为是 1 型糖尿病，作用异常就被称为是 2 型。九成以上的老年人若患有糖尿病，都是 2 型糖尿病。

　　糖尿病是老年人常见的慢性疾病，美国 65 岁以上的老年人，有 15%～ 20% 患有糖尿病，台湾约 18% 的老年人有糖尿病。

　　糖尿病的主要症状有三多：吃得多、喝得多、尿也多，而且吃得多，竟然体重还会减轻。不过，也有许多糖尿病是没有症状的，若不是透过抽血检查，约有 1/3 的患者不知道自己有糖尿病。

　　有糖尿病的老人平均可能会减少 10 年的寿命，死亡率是健康老人的 2 倍，由此数据看来，糖尿病不能轻视。

　　糖尿病有这么严重吗？其实问题不在血糖本身，而是若长期高血糖，会造成各种慢性并发症。除此之外，近来的研究也发现，患者特别容易有多重用药、抑郁、心智功能缺损（或痴呆症）、跌倒、尿失禁、疼痛、虚弱、行动力变差、生活功能不良等症，这些都是必须注意的。

## "前期糖尿病"是不能忽视的信号

　　糖尿病诊断是看体内的血糖值数字。专家建议，45 岁以上的成年人应至少抽血筛检空腹血糖 1 次。如果正常，每隔 3 年，再筛检 1 次。

目前的医保是给付 65 岁以上的成年人，每年一次免费的抽血、成人体检。多数老年人若有定期就诊的习惯，医生都会不定期地验血糖，以了解老人是否有糖尿病。

学者经由大规模的人口学调查，把血糖值的高低，分为三部分（见下表）。特别要提的是"前期糖尿病"，这些人的血糖高于正常值，但还没有到糖尿病的程度。

可是，随着时间进展，这些"前期糖尿病"患者有很高的概率会变成糖尿病患者。可是若能在"前期"就改善生活习惯，采取低卡、低油饮食，努力运动及减重，就可以避免罹患糖尿病。

|  | 空腹 8 小时血糖值 | 口服葡萄糖耐受性试验，两小时血糖值 | 糖化血色素 |
|---|---|---|---|
| 正常 | ≤ 99 | ≤ 139 | <5.7 |
| 前期糖尿病 | 100-125 | 140-199 | 5.7-6.4 |
| 糖尿病 | ≥ 126 | ≥ 200 | ≥ 6.5 |

"前期糖尿病"是信号，也是机会，若做得好，就不会得糖尿病。

## 家属要一起上糖尿病普及课程班

如果确定患有糖尿病，也不必太紧张，尤其是不要想着只要把那个亲戚或朋友在吃的治疗糖尿病的药拿来吃吃就好了。因为每个人适合的药物，不一定相同。

糖尿病与个人的饮食、生活习惯等有很大的关系，所以不但自己要遵守正确的习惯，家人或主要照顾者更要配合。要如

◎詹医师给子女的贴心叮咛

不得不承认，糖尿病确实是很麻烦的慢性病，除了患者要常提高警觉外，患者的家人更需要高度的配合，例如，定期量血糖、做记录等。更重要的是，如何准备并烹调糖尿病患者的三餐，如有需要，可以请教医院的营养师，或与患者一起上医院的糖尿病普及课程班。

何健康地与糖尿病共处，可请医生及营养师评估、指导，提出具体的建议及做法。

在糖尿病的治疗中，饮食、运动与药物三者缺一不可。医生虽然可以用药物控制病情，但病人饮食没有节制，超重及不爱运动，即使药物增量、打胰岛素等，其血糖还是不易达到标准。

所以，不只是对病人，医生同时也会叮咛家属，要一起学习糖尿病卫生教育课程。

卫教课程中最重要的是，让病人及家属能立即发现急性血糖过高及血糖过低（因为使用了降血糖药物）的症状，如何应对及要不要送急诊等。

血糖过高的症状有：恶心、呕吐、皮肤脱水干燥、心跳快速、低血压、神志不清、昏迷，甚至死亡。

血糖过低的症状有：冒冷汗、心跳加快、发抖、头晕、血压上升、意识不清、抽搐、昏迷及死亡。若很难分辨是高血糖还是低血糖，就应立即测血糖。糖尿病患者都会服用降血糖药物，或是打胰岛素。病人要了解这些药物的使用理由、用法、用量、使用频率、常见的副作用，以及若有副作用要如何做初步处理，接着就应找医生调整药物。

家中要有血糖仪，病人与家属要学习如何熟练地操作，鼓励病人在家中固定量血糖、血压并做好记录。复诊时，医生就可以了解病人的情况，以决定如何或要不要调整药物。

量血糖的频率要看病人的稳定度。如果病人无法经常量血糖，医生就要 3 ~ 6 个月追踪一次糖化血色素，以了解病人血糖控制的情形。

## 糖尿病患者要每天检查自己的足部一次

在糖尿病的自我照护中，也要请病人每天检查自己的足部一次，并保持干净清洁，没有外伤。过干的皮肤，如有必要，可以擦些乳液，防止龟裂。

运动对糖尿病患者是个很重要的好习惯，若没有运动习惯，就要花点时间适应及建立习惯。

运动能改善心肺功能、改善体内组织对胰岛素的敏感度、降低血压、增加好的胆固醇、减少坏的胆固醇、减轻体重、减少抑郁与焦虑、增进体能与日常生活功能，也可以预防痴呆、降低死亡率。

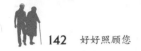

因为多数银发族糖尿病患者体重都会超重。肥胖会使体内组织对胰岛素抗性增加，也可以说是发生 2 型糖尿病的重要原因之一。

## 糖尿病患者必须控制饮食

治疗糖尿病的药物，不管是口服的还是注射的，许多都会让病人有饥饿感，容易吃多，自然体重也居高不下。可是，若不控制饮食，因超重而药物剂量也会跟着增加，变成不好的循环。

因此，糖尿病患者必须要控制饮食，这也让很多人十分担心。其实，糖尿病患者的饮食就是要均衡，以少糖、低油、高纤维等为主，也就是现代人重视的养生原则。

糖尿病患者只要从一般人的六大类食物中摄取均衡的营养，再依个人需要的热量、蛋白质、脂肪及糖类的摄取量去调整，其原则就是"要吃得够营养，但切忌吃得太多"。患者只要掌握要领，控制饮食并不难，也就不用害怕高血糖了。

# 多数病患其实没症状? ——高血压

很多老年人觉得吃药对身体不好,所以不愿意每天服用降血压药物,只有在血压大于 150～90mmHg 时,才会服用。

但是,血压忽高忽低是不好的,只有持续服用药物,才可以确保药物在血中的浓度达到恒定,将血压平稳地控制住。

清晨 6 时许,公园开始热闹起来,高阿嬷愉快地跟崔妈妈打招呼,两人开始慢慢地健走,等着固定会加入的张太太,结果走了两圈,却始终不见张太太的踪影,又等了一会儿,才看到张太太的先生走来跟她们说:"我太太今天血压太高了,她头晕不舒服,跟你们请假一天啦。"

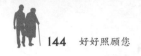

## 老年人头晕，不等于高血压

许多老年人都会有高血压的困扰，有的人很紧张，有的人则对血压高不以为意。

其实，高血压绝大多数没有症状，与头晕也没有直接关联。但是，血压的情况是身体健康情况的呈现，所以还是有必要了解血压的变化，才能掌握自身的健康。

### 高血压的定义

究竟什么是高血压？高血压是指收缩压大于或等于140mmHg，或是舒张压大于或等于90毫米汞柱。

有研究指出，正常的血压应该是小于120～80毫米汞柱，如果比这两个数值高，那么可能会增加发生心血管疾病的概率。

我们可以看下页的表格，血压的高低分为几个等级，血压若是超过140～90毫米汞柱，就有治疗的必要。而2014年美国新发布的资料中，将老年人（60岁以上）的血压标准放宽到150～90毫米汞柱，这其实会带来很大的影响。

## 高血压不是老人的专利

很多人以为年纪大了才会有血压高，其实不然。只是年龄段不同，血压状况自然不一样。

在 20 岁以上的成年人当中，约三成有高血压困扰。

依据国外统计，在 65 岁以上的老年人中，高达 2/3 都有高血压。台湾的老年人中，则约有六成患有高血压。

高血压在性别上也有差异，年轻的高血压患者，男性比女性多；可是 65 岁以后，女性的高血压人数反而比较多。

| | 收缩压<br>（毫米汞柱） | | 舒张压<br>（毫米汞柱） |
|---|---|---|---|
| 正常 | <120 | 且 | <80 |
| 前期高血压 | 120 ~ 139 | 或 | 80 ~ 89 |
| 高血压第一级 | 140 ~ 159 | 或 | 90 ~ 99 |
| 高血压第二级 | ≥ 160 | 或 | ≥ 100 |
| 60 岁以上（美国） | ≥ 150 | | ≥ 90 |

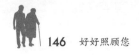

## 高血压的症状

很多人以为头晕、头痛、脖子僵硬等就是高血压的症状，其实多数的高血压病人是没有症状的。头晕等症状与血压高也并没有一定的关联性。

要了解自己有没有高血压，只能靠重复测量血压。

一般来说，晨起时血压会是最高的，所以医生常会要求老人每天一早醒来就量血压。大部分的专家也建议一天早晚各量一次，并且在固定的时间测量。以前自己量血压不太方便，但现在有很多种电子式血压计，准确度很高。手臂式的血压计比手腕式的血压计稳定，重复测量的数据间差异较小，相对来说也比较准确。

如果家中没有血压计，也不要忘了每次看医生时要量血压。如果一年看医生的次数不到一次，那么最好每年要量一次血压。

其实大部分的县市都给老年人体检，如果每年都参加，至少就会量一次血压。

高血压虽然没有症状，但是如果长期不把血压控制好，那么中风、心肌梗死、心衰竭、肾衰竭、视网膜病变而失明的概率就会增高。

有一篇分析了八个大型临床实验的医学论文中，证实60岁以上、血压大于等于160～95毫米汞柱的高血压患者，平均治疗44个月后，死亡率降低13％、心血管疾病相关的死亡率降低18％、心血管疾病的发生率减少26％、中风减少30％，而冠状动脉心脏病减少23％。老年人本来就是心血管疾病的高危险人群，妥善治疗、控制高血压的好处，在老年人身上比年轻人更显著。

## 当老人血压忽然失控

如果老人血压一直都正常，却忽然很高，或一直无法控制住血压时，就应该考虑是否有其他疾病，例如，肾动脉狭窄、甲状腺功能亢进等。

高血压只是心血管疾病的危险因子之一。要有效地预防心血管疾病，除了高血压，其他危险因子也要注意。

有些心血管疾病的危险因子是无法改变的。例如，男性45岁以上、女性55岁以上，有早发性冠状动脉心脏病的家族史。

　　其他因子，如糖尿病、高脂血症、高血压、抽烟、肥胖、运动不足等，可以因治疗与生活方式改变而改善。

　　要知道自己有没有心血管危险因子，除了靠以往的病史，还需要抽血检查。

## 盐分摄取得多寡，与血压控制的好坏有关

　　值得注意的是，患者食物中盐分摄取的多寡，与血压控制好坏有关。

　　食物中热量、脂肪、胆固醇的含量，也与心血管危险因子有关，所以老年人的饮食习惯，也需要医生在诊断时列入考虑、评估中。

　　评估高血压的另一个重点是，要找出有没有器官因为血压长期偏高而受损。

　　最常见的是心脏、中枢神经系统、肾脏与视网膜，所以这些都建议要列入定期检查中，除此之外，还包括做心电图、血红素、空腹血糖、肾功能、血脂肪及尿液检查等。

## 最重要的是调整生活方式

老年人面对高血压病，最理想、安全的治疗方法是调整生活方式。所以就算使用药物，生活方式的调整也不能轻视。只是要改变原来的生活方式并不容易，所以多数的高血压患者只好靠药物控制。

药物的选择要看病人的情况，因为每个人的状况不同，医生开的药也会有不同。因此切记，高血压药物是不能给别人乱吃的。

若是只采用"生活方式调整"治疗的病人，通常会要求 3 个月复诊一次，看看效果好不好。

◎詹医师给子女的贴心叮咛

家里的老人若有高血压症，子女需要特别留意的是他们的用药状况。因为确实有些老人觉得吃太多药会伤胃伤身，所以他们只要一量血压是正常的，就会自行停药，其实这个观念不完全是正确的。

但刚开始服药的病人，需要两或四周后复诊，主要是看有没有副作用。

另外，有些药物会影响血液中电解质的平衡，所以复诊前，常需要抽血确认一下。

最后，要看病人是否能够按规则服药，以及视病人的情况考虑要不要调整药物等。

## 持续服用药物才能控制住血压

很多老年人觉得吃药对身体不好，所以不愿意每天服用降血压的药物，只有在血压大于150 ～ 90毫米汞柱时，才会服药。

其实血压忽高忽低是不好的，只有持续服药，才可以确保药物在血中的浓度达到恒定，将血压平稳地控制住。

有些病人以为药物伤胃，所以习惯在吃完早餐半小时后服药，可是往往又会因各种事情而忘记吃药。

其实降血压药几乎不会伤胃。所以建议老人每天早上一醒来就把血压药空腹吃掉。养成定时服药的习惯，才能增加服药的忠诚度。

高血压是老年人常见的慢性病之一，需要好好控制，才不会增加罹患心血管疾病的风险，也可以降低中风与死亡率。

何况目前治疗高血压的药物很有效果，老人只需要听从医生的建议，拟出对自己有利的药方，并建立正确的生活习惯与健康的饮食习惯，高血压其实不足为惧。

# 胃"糟糟"、肚子胀胀？——胃肠道疾病

不少老年人的肠胃不适是来自于用药。例如，老人若有便秘，可以想想看，最近吃了哪些药物，这有助于找出便秘的原因。

若发现确实是因为药物，那么是否可以用其他药品来取代，或者加上软便剂或泻药等来改善便秘的情形。

75 岁的阿菊嬷一向自认为身体强健，百病不侵，只是从年轻开始就有便秘的毛病，虽然不是什么大不了的事，但总让她觉得不太舒服，而且有点丢脸。为了解决两三天都无法解便的情形，阿菊嬷找偏方、吃泻药，但可能是因为年纪大了，子女总担心这样不太好，害怕她会吃出什么肠胃毛病。只是阿菊

嬷一想到要照胃镜、大肠镜，她就心惊。

阿菊嬷找各种理由抗拒就医，直到有一次，她连续 5 天都无法排便。

她愁眉苦脸地抱怨："一肚子大便，真的好难过。"才不得不就诊。

在做了腹部 X 射线等检查后，发现原来是因为她背部压迫性骨折痛得不得了，当时医生给她开了管制类的止疼药，没想到，这却让她的便秘更严重了。

后来当阿菊嬷停止吃止疼药，使用软便剂后，她的便秘情况才改善了。

阿菊嬷的邻居，比她年长 5 岁的彬爷爷也是以身体不错而自豪，只是他的血压有点高。

可能是平常对自己的身体太有自信了，彬爷爷在公园健走时，没留意到公园里铺的新步行道砖比较滑溜，摔了一跤。他去就医后发现只有一些肌肉拉伤，没有骨折。

医生怕他痛，给他开了止疼药。彬爷爷吃完后，疼痛虽然缓解了，但肠胃却很不舒服。

彬爷爷一开始也没当回事，以为是自己吃坏了肚子，他就找了成药吃。

没想到居然开始解黑便，然后头晕。彬爷爷被送到急诊，一检查，竟然发现有十二指肠溃疡。

医生怀疑是止疼药造成十二指肠溃疡出血，后来经过治疗，彬爷爷的情况才好转。


## 很多老年人的肠胃不适是来自用药

老年人常常会觉得肠胃不太舒服，例如，胃"糟糟"、上腹部胀胀的、消化不好等，但到底是什么地方出了问题？子女听到父母的抱怨，也多半会安排老人家去照胃镜，看看是怎么回事。

根据统计数据，照胃镜的人之中，大约有四成可以明确诊断出胃溃疡、胃食道逆流、胃癌等症。所以也就是有六成的人胃镜照出来是正常的，但不适的状况仍未解除，这些人被称为"功能性胃不适"（functional dyspepsia）。

对于"功能性胃不适"，虽然不见得能找到解决的办法，可是做了胃镜检查又没有发现有大毛病，至少可以让老人放宽心，不然他们会一直以为自己得了严重的病。

其实，不少老人的肠胃不适是来自用药。

大家都有这样的经验，去看医生时，医生开药前先提醒，这个药可能伤胃，所以会加胃药。不过，大部分加的胃药，其实并没有预防胃溃疡的效果。

根据统计，服用非类固醇类的抗发炎止疼药（NSAIDs）的老人发生溃疡的机会是正常人的 5 倍。相关的并发症，如胃出血、穿孔等也很高。因此若是需要服用 NSAIDs，要特别留意可能会对肠胃造成不适，另外，也可以考虑是否要换药，或

◎詹医师给子女的贴心叮咛

便秘对于老人而言，往往会觉得不是大毛病，所以常常置之不理，但其实还是会给老人的生活带来不便。

如果经过检查，确定身体没问题，那么子女可以鼓励老人多喝水、多运动、多吃水果，以及为老人烹调三餐时多些青菜，或许就能解决老人家的便秘问题。毕竟这些生活习惯的调整要比服用药物来得健康。

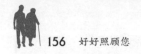

者再加上预防胃溃疡的药等等。

## 老年人便秘的原因

便秘确实是让很多人痛苦又难以启齿的问题，大约有三成的老人会有这样的问题，且女性又多于男性。

有些人的便秘是从年轻时就有的习惯性便秘，但若是以前都没有这类问题，突然发现排便不顺，就需要去医院检查找出原因。

同样地，会发生便秘，除了生活习惯之外，也常与服用的药物有关。例如，铁剂、胃乳片、钙片、钙离子阻断剂类的降血压药等，都会有便秘的副作用。

## 老人若有便秘可以考虑换药

老人若有便秘，可以想想看，最近吃了哪些药物，这有助于找出便秘的原因。若发现原因确实是在药物，那么可以用其他药品来取代。若是不能替换药物，就要加上软便剂或泻药等来改善便秘情形。

除了药物以外，若是有肠躁症、脊椎受伤、糖尿病神经病变等，也很容易造成便秘；或是平时摄取水分、纤维素不足，运动量少，也都可能会引起便秘。

服用药物虽然可以解决便秘问题，但平时还是应该让老人养成多喝水，多吃青菜、水果，多运动的生活习惯。

## 突然发生的肠胃症状，要格外注意

不少老年人从年轻时就有肠躁症，也就是腹痛、腹胀，加上便秘或拉肚子，有些人则常是便秘与腹泻交替出现，十分恼人。

既然肠躁症不是突发的，很多老人也都有自己的一套"治疗"肠躁症的妙招，可是若原来没有，却突然出现类似肠躁症的症状，就要先评估有没有别的问题。

因为标准的肠躁症病人，虽然会拉肚子，但很少会半夜痛醒，也很少有体重减轻、血便、黑便，或是合并贫血的现象，所以如果有这些不常见的症状，建议做大肠镜检查，如有必要，也可以做腹部 CT，看看有没有肿瘤、憩室、缺血性大肠炎或炎症性肠病等疾病。

治疗肠躁症是要控制住症状，但最重要的是，要让老人知道，这个疾病虽然会不太舒服，但是并不会有生命危险，也不是可怕的癌症，所以不用恐慌。

医生在治疗时会视症状给药，例如，腹泻就开止泻药，便秘就开软便药或泻药，肚子绞痛则给抗痉挛的药等。

在各种器官中，肝胆肠胃是老化比较不明显的系统。

老祖宗的经验告诉我们，老人只要能够正常进食、排便顺畅，就代表可以维持基本的生活质量，相对也比较健康。

# 老人患癌症，怎么办?

在台湾，我们都以为老人若是知道自己得了癌症，就会失去活下去的动力，所以家属都拼命隐瞒。可是事实上老人并没有那么脆弱，加上现在医学发达，子女的担心有些可能是多余的，而且也有不少老人抗癌成功。

100岁高龄的李阿嬷，最近不太爱进食，也一直消瘦，家人送她到医院就诊。

初步的检查，怀疑阿嬷是患了肺癌，但要进一步确诊就需要做一些检查，而这些检查包括穿刺、切片、化验等侵入性检查。

考虑到李阿嬷的年纪，家人犹豫到底要不要做这样的检查？以及若最后确定是癌症，要不要继续接受治疗？

当我对阿嬷的儿子分析病情，以及说明一般例行所需要的检查、未来可能要做的治疗后，他面色凝重地对我说："这些我目前无法做决定，我要再问问其他的兄弟姊妹。"

后来，等到阿嬷的长子从美国赶回来，全家人在开过家庭会议后，决定"不处理"。

他们认为，阿嬷已活了这么大把年纪，若要开刀，再加上化疗，恐怕身体会禁不起这样的折腾，而且也太痛苦了，所以后来大家决定以减缓阿嬷的疼痛为主要的治疗方式。

不过，阿嬷的家人并没有对阿嬷隐瞒病情。阿嬷在得知后，对家人说："我都已经 100 岁了，我很同意孩子们的想法。我希望在人生的最后阶段，能平静面对，不要有痛苦，我也决定放弃急救。"

78 岁的魏奶奶长年有肚子痛的毛病，她根本不以为然。

去年禁不起女儿一再要求，魏奶奶终于答应接受检查，结果发现是大肠癌。

两个女儿讨论很久，还是无法决定究竟要不要告诉魏奶奶。

不过，当魏奶奶看到两个女儿常常背着她小声说话，她多少也对自己的病情心里有数。

她告诉女儿们："我都 70 多岁了，没什么好怕的，你们就诚实跟我说吧。"

后来，魏奶奶不但坦然面对，还打起精神，配合治疗。

## 为什么老年人比年轻人更容易患癌？

多年来，癌症高居台湾十大死因的前几名，癌症的盛行率居高不下。但近几年，医学更加发达，癌症的治疗也更先进，存活率更是一再提高。

癌症已从传统的不治之症，到现在是"预后较差的慢性病"。

以银发族来说，有约半数的癌症发生在老年人身上，而因癌症致死的个案中有六成是老年人。

为什么老年人比年轻人容易得癌症？其实，癌症的发生本来就需要很长的时间，正常的细胞要经过多次的基因突变，才能变成癌细胞，而每次突变都需要时间。

在这一段期间，人也渐渐老化，所以癌症的产生可能与很

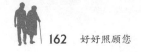

多慢性病类似。人只要活得越久，得癌的机会也就越大。

每次只要细胞一产生突变，有一部分确实能利用体内的修补来挽回，但是随着年纪增长，修补的功能也变差，所以老年人得癌症的机会就会上升。

另外，体内的免疫系统，如果发现癌细胞，就发动所谓的杀手细胞来清空不良分子，但免疫功能也会随着年龄增长而下降，所以这也会增加老年人患癌症的概率。

## 老年人可能会延误癌症的诊断

不过，不管是哪种癌症，老年人要得到正确的诊断，似乎比年轻人更困难。

因为癌症的临床症状，常常没有特异性，例如，大肠癌的表现可能是大便带血，但是大便带血也可能是痔疮、息肉、溃疡等良性疾病造成的。

老年人得这些良性疾病的机会，常比得恶性肿瘤的概率高，甚至良性与恶性的疾病还会同时存在。

不管是老年人或是医生，若找到一个疾病可以解释临床的症状，就不会再做下一步的检查。更何况老年人多半很怕做一些侵入性的检查，如大肠镜等，而这些都可能会延误癌症的诊断。

## 老年人患癌症，要不要治疗？

当然也不是每个老人只要有不适症状，就怀疑是癌症，都要做详细检查。多数是看老年人与家人商量的结果，再由老人与家人共同决定要做什么样的处置。

从病患到家属或医生都会担心老人年龄大了，会难以承受积极治疗的流程。不过，老年科的医生大多认为，要不要接受治疗，年龄绝不是决定因素。如果能够有"周全性老年评估"，对于要不要接受癌症治疗很有帮助。

若发现老人罹患癌症，可以从病患生理（各种疾病）、心理（有无抑郁、痴呆等）、社会（有无良好的家庭支持）及生活功能（各项日常生活活动是否可以自理）等方面评估，依照评估结果分成三大类。

1. 相对健康的老人：建议采取与成年人相同的治疗方法，

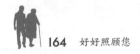

该做的手术、化疗、电疗都比照办理，要消除肿瘤。

2. "虚弱"的老人：建议采取支持性疗法，与癌症和平共存。治疗的同时，也要兼顾生活质量。

3. "易受伤害"（vulnerable），但又不是很虚弱的老人，也就是介于第一类与第二类间的老年人：因为他们有一些问题，所以暂时无法接受积极的治疗，但如果经过营养补充、复健、调养等方法，待恢复到第一类时，还是可以进行积极治疗的。

## 要不要让老人知道他们患癌症？

对于检查结果，如果发现是癌症，究竟要不要让病人知道呢？西方的医学教育都强调，只要病人的意识清楚，有决定能力，就应该由本人决定，而且除非本人同意，否则医生不会对其他人说明。

但在台湾，我们都以为老年人若是知道自己得了癌症，就会失去活下去的动力，所以家属都拼命隐瞒。可是事实上老人并没有那么脆弱，加上现在医学发达，子女的担心有些可能是多余的，而且也有不少抗癌成功的老人。

因此，遇到家属考虑要不要告知老人病情时，我建议可以从以下几个角度来考虑。

1. 很多癌症都可以治愈，或是能够长期控制，所以癌症已经不再是不治之症。只要配合治疗，有效控制及医疗照护，其实癌症是可以战胜的。

2. 以目前的情况来看，75 岁以下的银发族群，对自我健康的要求很高，也很了解健康信息，为人子女其实很难隐瞒病

◎**詹医师给子女的贴心叮咛**

当家里的老人患癌症，子女或照顾者所面临的煎熬，除了必须决定要不要治疗及如何治疗外，还必须面对要不要告知老人患癌的难题。

考虑到老人的年纪、个性、身体状况等，有些子女会选择隐瞒，这当然可以理解，但或许子女也可以换个角度设想，例如，如果自己是老人，会不会希望知道自己得了什么病。总之，这不是一件容易的事，但也没有标准答案，需要的是全盘考虑。

情。所以不如好好面对，患者、家人与医生一起讨论面对及抗癌计划。

3. 家人如果选择不告知老人癌症病情，多半是担心老人有压力、打击太大。

但就如同上面所述，老人看得够多，他们对自己患病的事不见得就无法接受。

4. 如果家人最后决定不告知，在治疗时要做的项目很多，这些并不容易对病人隐瞒，而且在治疗过程中，常会有许多副作用，或是治疗的效果不如预期好，病人反而会怀疑到底是怎么回事，因此倒不如事前就充分告知。

银发族比一般人更可能需要面对癌症的威胁，万一不幸患癌症，不要恐慌，家人要与老人、医疗团队充分配合，才能做最有效的治疗。

## 瘦到要晕倒？——虚弱

老化虽然是虚弱症最重要的病因，不过医生发现，许多的疾病会导致或加快虚弱的发生。

像家人往往会发现原本身体不错的老人，因为某些疾病不得不住院，出院后，疾病虽已痊愈，但整个人会变得虚弱许多。

一大早就听到邻长伯急嚷嚷："快点快点，快叫救护车，庄阿婆晕倒了……"

等到救护车呼啸而来时，邻居们伸长脖子朝阿婆家看，只见阿婆被担架抬出来时，瘦得只见皮包骨。

一听到嗡嗡的嘈杂声，阿婆微微张开眼睛，勉强挤出笑容，安慰邻居："不用担心啦，我只是没什么力气……邻长伯太紧张了。"

等到救护车开走了以后，大伙儿七嘴八舌地讨论了起来。

声若洪钟的陈婶大嗓门地说："折寿哟，一定是她儿子没有给她吃东西，才会瘦成这样！"

邻长伯连忙制止陈婶说："你不要乱讲啦，人家儿子很孝顺，阿婆只是身体虚弱，不是被虐待啦……"

又有人说："那一定是阿婆太节俭，都舍不得吃。儿子从台北带回来的鸡精、人参等补品，都被她收起来，说用不着。"

其实，邻居都知道阿婆的独生子在台北上班。阿婆曾经与老伴北上与儿子同住，但实在住不习惯，后来又搬回乡下。

前几年老伴过世后，生性节俭的阿婆，可能是舍不得吃，没想到一直瘦下去，这回还晕倒了。

像阿婆这样虚弱，是一种病吗？有没有一定的判定标准呢？

## 85 岁以上的老年人，近一半患有虚弱症

近十多年来，有关虚弱症的研究，是世界各国老年医学的热门科目之一。目前可以使用的评估工具有很多种，部分也翻

译成中文版，也都经过有效认证。依照美国与欧洲国家的研究，65 岁以上的银发族，有 10%~25% 患有虚弱综合征，而且年纪愈大，机会愈高。

85 岁以上的老年人，有将近一半符合虚弱的临床定义。

在长达 5 ~ 7 年的追踪后，虚弱老人比健康老人容易跌倒、受伤、失能或残障、住院、住进养护之家，当然死亡率也较高。而大陆和台湾的国卫院、荣总、台大、中山、成大等单位的研究，也是类似。

从虚弱症的定义可以看出来，虚弱综合征主要是多个生理系统的退化。

下列三个系统是最主要的虚弱症病源，而且这些系统的失调会互相影响，并且恶性循环。

一、肌少症（Sarcopenia）

人体的肌肉质量，在 35 岁左右达到巅峰，接下来就会慢慢流失，流失的速度随着年龄而上升。

70 岁以上的银发族，每 10 年丧失 15% 的肌肉。

在这个过程中，大部分的人并没有变瘦，而所失去的肌肉渐渐地被结缔组织与脂肪组织取代。

从临床上看得到的症状是肌肉无力、疲累、运动耐受力不足、平衡失调、步态不稳、易跌倒、活动力下降、体温调节能力不良，与胰岛素抗性增加，亦即容易得糖尿病与心血管疾病。

近五年来，肌少症是虚弱的指标中最受重视的一个，有许多很新的研究及新的定义，请参考本书 49 页"爸妈走路越来越缓慢，我们无须担心？"一节内容。

二、免疫系统失调（Immune Dysfunction）

老年人的免疫功能会因老化而变差，所以容易被感染，而一旦感染，就很难治愈。

三、内分泌系统失调（Neuroendocrine Dysregulation）

银发族的神经系统互相协调与微调的能力变差，临床上的表现是对外来的刺激产生反应的时间变长，而刺激消失后，已有反应的神经系统恢复正常的时间也变长。

内分泌系统的失衡又可以分为四部分：

1. 压力反应激素（Stress Response Hormone）

包含肾上腺素、正肾上腺素与肾上腺皮质激素。它们的分泌会让人心跳加快、血压上升、反应迅速、力气变大，以对抗外来的压力。

老年人面对外来压力时，快速分泌的量与速度都变慢，所以无法有效地做出反应。

2. 雌激素与雄激素（Estrogen and Testosterone）

不管是男性或女性，这两种激素的分泌都会随着年龄增长而下降，只是女性有停经期，雌激素下降的速度在这段时间较为快速、明显。而且，它们的下降会造成骨质疏松、肌力退化与增加心血管疾病的概率。

3. 生长激素（Growth Hormone）

生长素要在人体内发生作用，除了分泌量要足够，还需要有规律、搏动性的分泌。

老化会减少分泌量，也会破坏分泌的律动性。临床上就是

◎**詹医师给子女的贴心叮咛**

以往，大家都觉得人老了，就一定会越来越虚弱，但随着大家平均寿命不断提高，每个人退休后仍可能有二三十年时间的寿命。因此，如何活得健康且有意义，已经成为最迫切的问题。

我建议必要时，可参照"全面老年评估"，让大家有机会把自己或身边的老人照顾得更好。

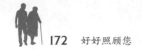

骨质疏松与肌力退化。

4. 脱氢表雄酮（Dihydroxyepiand rosterone, DHEA）

有人将此激素称为青春素。它是一种肾上腺分泌的激素，分泌的高峰在 20 岁左右。分泌不足，会造成肌力退化与免疫功能下降。

## 老年人住院、患抑郁症等也会导致虚弱症

老化虽然是虚弱症最重要的病因，不过医生发现，许多的疾病会导致或加快虚弱的发生。

像是家人往往会发现原本身体不错的老人，因为某些病症，不得不住院，出院后，病症虽已痊愈，但整个人会变得虚弱了许多。

还有些抑郁症的病人常会觉得做什么事都提不起劲，没有什么精神，吃不下东西，对自己的健康情况也不在意，也会变得更加虚弱。

其他像心衰竭、慢性肺病，因运动量稍微大点就会喘而导致活动量不足，肌力一日不如一日。

除此之外，癌症患者因癌细胞的侵蚀也会元气大失；至于慢性感染、慢性发炎、末期痴呆症患者，也都比较容易虚弱。

## 老年人看病，需要"全面老年评估"

这里要特别提出"全面老年评估"的概念，就是要从老年人的生理、心理、社会等各方面考虑。不只是病情本身，还要了解个人意愿、需求、家庭资源有什么样的支持等，再由老年评估小组提出全面的治疗计划，目标是要治愈可逆性的疾病，控制慢性疾病，强化身心与社会功能。

例如，虚弱症的病人可以在经过全面评估后，找出一些症状的蛛丝马迹，进而进一步做检验。若是不明原因瘦下来的，就要考虑老人是不是罹患癌症。

有时是需要改变用药，有时也会建议支持性治疗，例如，老人营养不良时，就要给予营养补充剂；肌肉无力的，要提供复健或运动训练，还要增加蛋白质；若虚弱到无法生活自理，就要建议家人请保姆等。

也就是说，全面评估绝不只是诊断、给药，还要加强病人

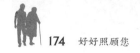

生活、家庭等情况的评估与非药物处置。

　　虚弱综合征其实不是新的疾病，老化与疾病造成的生理机能退化才是虚弱产生的原因。这时，就要靠全面老年评估与兼顾生理、心理、社会的治疗计划，才能更有效地改善症状。

# 一个小动作就喘不停？——心衰竭

心衰竭最重要的是必须限制盐分摄取及限水。病人一天摄取的水分，最好不要超过 1 ~ 1.5 公升。

需要特别注意的是，"水分"还包含食物中的汤、水果中的水及任何饮料都要算在内。

出版社的晓敏总编辑一改平日的干练精明模样，一大早就精神不济地出现在办公室。她身上明显的疲惫，让大家都关心地问："怎么啦？"

原来总编辑的父亲前几天因为心衰竭住院，情况一度危急，目前仍在重症监护室治疗中，幸好情况已好转。

总编辑说，80 岁的父亲原本就有高血压及心衰竭，以前也曾因心衰竭住院。老人家怕麻烦子女，有病痛都忍耐，所以他们都以为病情不严重。

直到有一天，她回家探望父亲，发现父亲脸色不太好，连讲话都很费力。

她问了父亲，父亲告诉她，晚上睡觉也没办法躺平，必须要加高三个枕头才不会喘。

晓敏直觉情况不对，半强迫地逼父亲去就诊。

## 什么是心衰竭?

一般人一听到"衰竭"，心里就非常害怕，以为很严重。其实只要好好治疗，有效地控制，就可以推迟心脏功能的恶化。

心衰竭分为两种，第一种是当心脏每次跳动，无法打出足够血量到大动脉，下游的器官、组织得不到养分，病人就会出现疲倦、全身无力或手脚沉重、夜尿、少尿、意识混乱、失眠、头痛、焦虑、记忆力不良、做噩梦等症。

病人在休息时，症状往往不明显，但是当运动时，需血与需氧量大增，可能就会喘。

第二种是当静脉的血液无法有效地灌注到心脏时，一路回堵就会造成体液过剩。

堵在肺部的血管称为肺水肿，堵在肝脏则会造成肝水肿，后者常会觉得右上腹胀痛。

堵在肠道，通常病人会觉得吃不下、腹胀等。

心衰竭的治疗分为急性发作期及慢性期。急性期最难熬的是喘不过气来，病人常常需要住院治疗。

喘得不行的人，可能需要插管接上呼吸机来渡过难关。

### ◎詹医师给子女的贴心叮咛

对老年人来说，所有的慢性病，在生活习惯的调整上，包括饮食与运动，都要与用药配合，才会有最佳的效果。

只是，调整生活习惯，说起来简单，做起来其实并不容易，尤其是有些老人更会很"鲁"地说："我是还能活多久？我一定要过得这么辛苦吗？"这时，子女或照顾者也只能以最大的耐心倾听与安慰了。

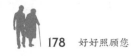

"慢性期"的治疗，通常针对的是相对稳定且只需要门诊追踪的病人。

这些病人的药物处方原则，就是我一再强调的 start low，go slow，一开始先用很少的剂量，等适应后，再慢慢加量来达到最佳的疾病控制。另外，病人的自我照顾也很重要。

## 盐分及水的摄取限制

慢性病要得到良好控制，病人与家属的努力其实与用药一样重要。

心衰竭最重要的是必须限制盐分摄取及限水。病人一天摄取的水分，最好不要超过 1 ~ 1.5 公升。需要特别注意的是，"水分"还包含食物中的汤、水果中的水及任何饮料都要算在内。

所以，除了三餐外，一天只能喝 500 ~ 800 毫升的水。

在此提供一个容易算又好记的饮水方式，例如，一早就准备一个能装满 500 毫升水的杯子，然后规定自己这一杯要撑到晚上睡觉。

所以，渴的时候，只能小小地一口一口喝水。另外，需要每天量体重，如果今天的体重比昨天超过 1 斤，那么就表示摄取了过多的水分。

除此之外，刚出院的病人，或是一个小动作就会喘的病人，可能需要"心脏复健"，这部分就需要由复健师提供协助。

其实心衰竭并不可怕，只要与医生配合，找出潜在致病因，合理使用药物或其他治疗方法，并节制水分、盐分的摄取，适度运动，大部分的病人都可以享有不错的生活质量。

如果真的剧烈发作，很喘，必须让老人马上就医，才能提早控制病情，以免要进重症监护室。

## 心脏乱跳到快晕倒——心律不齐

老人若因心悸、头晕、胸闷等症状就诊，要记录多久发作一次、每次持续的时间、是否有什么诱发因素、如何停止的、以前有无就医、有没有心血管疾病等。对身体了解得越详细，就医时就越能给医生提供更多的信息，医生也才能做出更正确

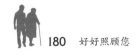

的诊断与治疗。

78 岁的陈奶奶一直患有高血压，老伴早就过世的她，跟儿子、儿媳与两个还在读大学的孙子同住。

陈奶奶自认不是严格的婆婆，但婆媳间还是难免有些意见不合。前几天，为了端午节要吃哪一种粽子，她和媳妇的意见不同，说着说着，就忍不住大声吵了起来。

陈奶奶一时激动，觉得血压高了些，胸口也觉得闷痛，休息后，虽然感觉好些，但没多久却又觉得心脏乱跳到快要晕倒，媳妇吓得赶快把她送急诊。

诊断的结果，陈奶奶是心律不齐。

## 老人最常见的心律不齐——心房纤维性颤动

在解释什么是心律不齐前，要先了解在各种心律不齐中，心房纤维性颤动是老人最常见的心律不齐。80 岁以上的长辈，大约高达 8% 都有此类的心律不齐。

心房纤维性颤动不见得会时时感觉得到，曾有学者在有心房纤维性颤动病史的人身上装上心电图监视器，结果九成以上有心房纤维性颤动者会反复发作，但这些病人却没有感觉，而且就算发作持续了 48 小时，还是大约有一成七的患者根本没感觉。

40% 的病人觉得自己有心房纤维性颤动发作症状时，心电图却是正常的，因此不能只凭症状诊断。

心房纤维性颤动发作时，常见的症状为心悸、胸闷、心跳不规则、头晕、运动耐受性不足、呼吸困难等。

如果一分钟心跳速率太快或太慢，让心脏无法提供足够的

### ◎詹医师给子女的贴心叮咛

如果老人有心律不齐的问题，那么子女或照顾者需要特别留心的是，当病情发作时，除了联络就医外，也必须记录下老人家的发作情况，例如，持续多久、可能是什么原因造成的等，以提供给医生，方便医生做判断与诊治。

其实不只是心律不齐，如果老人生病了，他们在面对医生时，有时可能是记忆力不佳，有时可能是不方便启齿，等等，那么子女或照顾者在身边帮忙提醒，对于医生的诊断其实大有帮助。

血液至全身血管，可能就会出现低血压、晕倒，甚至猝死的情况，所以常有人发作时因为心跳太快而晕倒。

## 要记录多久发作一次、每次持续的时间等

心房纤维性颤动要如何预防？它主要是由高血压、冠状动脉心脏病、风湿性心脏病、心力衰竭等其他疾病诱发，或是病人有甲状腺功能亢进、肺部缺氧、手术后、酒精中毒等。

老年人在做健康检查时，有时会照心电图，看看自己的心脏状况，所以有些老人就是做心电图时才发现自己有心房纤维性颤动。

轻度的患者会因心悸、头晕、胸闷等症状就诊。若有这种情形，要记录多久发作一次、每次持续的时间、是否有什么诱发因素、如何停止的、以前有无就医、有没有心血管疾病等。

对身体了解得越详细，就医时就能给医生提供更多的信息，医生也才能做出更正确的诊断与治疗。

如果心率太快、生命征象不稳定的病人，治疗的第一步是维持可接受的血压与心跳速度。病人通常是在急诊或重症监护

室，利用点滴、药物等来达到稳定病情的目标。

心房纤维性颤动病人若是生命征象稳定，则可采用"心律控制"（rhythm control），设法把不规则的心率变回窦性心率，或是"心速控制"（rate control）。

不论是选择心速控制还是心律控制，恢复了窦性心律后，不建议一直用抗心律不齐的药物。因为这一类药物的副作用不少，也有病人的心室对心房纤维性颤动的反应会忽快忽慢，药物不易控制，也只好改用人工节律器来控制心跳。

心房纤维性颤动是老人最常见的心律不齐，如果不能找出病因，对症下药，就会增加死亡风险，所以不能轻视。

就诊时，医生会详细检查，做最适当的处置。不管选择哪一种治疗方式，只有病人与医生通力合作与密切配合，才能有最好的效果。

## 我要做肾透析了吗？——急性肾脏病

肾脏是代谢药物最重要的器官之一，大部分人的肾脏都会老化。为避免造成肾脏的沉重工作负担，医生最好在开处方前，要先了解病人的肾功能情况，然后依功能程度来调整药物剂量。

66岁的庄伯伯总觉得自己这里不舒服、那里痛的，所以只要有人推荐好用且有效的偏方、草药，他往往就迫不及待地试试看，有时还会拜托在国外的友人带回国外的养生药品。

他总是告诉亲友："药嘛，就是有病治病，无病强身，没什么关系啦。"对他这种不经医生开处方就乱吃药的情形，家人都很紧张，因为未经医生诊断乱吃药，容易造成肾脏的负荷太大，严重的话，可能还要做肾透析。

与庄伯伯相反的是陈大婶，她因为看着父亲晚年做肾透析，饱受折磨，又听人家说吃药会影响肾脏功能，所以她吓得即使身体出现不适，也不要吃任何药物。

陈大婶坚持要让它自然好，即使儿女加上医生一再保证药物很安全，她仍不为所动，以至于原本只是小病痛，却拖到很严重，最后不得不住院治疗。

## 肾功能，每年平均会下降约 1%

肾脏的确很重要，因为它是维持身体水分及电解质平衡最重要的器官。任何器官都会随着年龄增加而功能老化。我们的肾功能，每年平均会下降约 1%。

肾脏是代谢药物最重要的器官之一，大部分人的肾脏都会老化。为避免造成肾脏的沉重工作负担，医生最好在开处方前，要知道病人的肾功能，然后依功能程度来调整药物剂量。

值得注意的是，每位老年人的肾脏功能退化速度会不一样。在美国一个 20 年的追踪研究方案里，只有 2/3 的受测者，有肾功能退化情况，其他 1/3，在这 20 年的追踪中，肾功能并没有变化。

因此，虽然每个人的肾脏都会老化，但如果老人的医疗照护做得好，就能比照年轻人的医疗照顾处理。

当然，如果老人肾功能欠佳，又有其他疾病，就需要从更多层面考虑。

年轻人也会患肾病，不过即使肾脏老化，仍可以维持多数生活上的需求，只是若遇到天气变化、环境改变等，像天气闷热、老人不想动，疏忽了补充足够的水分，就可能会出

◎詹医生给子女的贴心叮咛

老年人身体一有异常，就跑医院找医生就诊拿药；或是老人明明身体不适，却无论家人好说歹说都不肯去看医生。这两种老人，都是我在门诊时常到听子女抱怨的爸妈。

我总是提醒子女，药物使用得当，其实能帮助老人有更好的生活质量，所以不妨去观察老人真正在乎的原因是什么，这样才能真正解决问题。

问题。

因为新陈代谢本来就是要靠肾脏调节，天气热，排汗多，就需要减少尿液排出，才能维持体内水分与电解质的平衡。

可是如果肾脏老化，那么反应就可能慢半拍，就会有脱水、血压降低、意识状态渐不清、血钠异常，甚至急性肾功能衰竭等症状。

一般人一听到"肾衰竭"，常常就非常惊慌，担心要做肾透析，所以有专家建议应改以急性肾脏损伤（acute kidney injury）取代急性肾衰竭。

值得注意的是，急性肾脏病不只会发生在老年人身上，年轻人也会。不过，老年人患急性肾损伤后，只要治疗妥当，预后与年轻人相当。

## 未必要一直做肾透析

至于肾衰竭，若严重到某种程度，可能要暂时做肾透析。

不过年龄并非唯一考虑的因素，如果老人相对健康，又有运动习惯，例如，因为感染肺炎，造成败血性休克而有急性肾脏损伤，需要紧急做肾透析。但因为老人一直维持在健康状态，在肾透析一阵子后，肾功能极可能就会恢复，不必一直肾透析，所以，紧急肾透析对健康的老人来说，反而是比较好的治疗方法。

急性肾脏损伤多数都要住院观察、治疗，但只要能谨慎评估，确定病因，就都能做最妥当、有效的治疗。

## 我需要戒烟吗？——冠心病

有冠心病的老人，戒烟是第一步，刚开始戒烟会很难，但可以用一些方法，例如，向家人及亲朋好友宣布为了健康要戒烟，让大家一起督促执行，或寻求专业的戒烟门诊帮忙等。

看着董氏基金会的孙叔叔带着笑容，却又有点严肃地提醒大家要戒烟的海报，65岁的袁伯伯头一次有点心动地想要戒烟了。

但对于15岁就抽第一根烟、到现在与烟为伍50年的他来说，哪有那么容易戒。虽然有几回被老婆、女儿硬逼着戒烟，当时他不得不装模作样忍了几天，但后来工作压力大，加上心

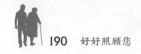

情烦闷，就又破戒了。

这样屡戒屡败了数次后，妻女也懒得管他了。

但最近，袁伯伯老是觉得胸口闷闷的，好像有一块大石头压在他胸前，走起路来，感觉也比以前喘得厉害。

他怀疑是烟抽太多，但他不敢跟老伴说，怕又要被埋怨，就悄悄地跑到医院看医生。

医生一听他的抽烟史，就立即要他戒烟。

袁伯伯叹了口气，丢了烟头。心想这回再不戒烟，恐怕老命不保。

## 若有冠心病，戒烟是第一步

像袁伯伯这样胸口不舒服、胸闷等，有可能是冠心病，通常医生会要求做心电图，看看心脏有无异常，再决定安排下一步的检查与治疗。

冠心病就是冠状动脉性心脏病，常见的症状包括胸闷、呼吸困难、肠胃不适等。

至于会有哪些症状，要看冠状动脉的阻塞程度及心脏工作量的负荷。例如，不运动时，心脏的负荷小，即使有动脉阻塞，但仍有足够的血流量通过，不会有缺氧情形。

但若是做较剧烈的运动，就可能会胸口闷闷的很不舒服，称为稳定性心绞痛。

严重一点的，即使在休息时，也会感觉不舒服，更严重的，则会发生急性心肌梗死，这时要赶快送急诊，不然会有生命危险。

## 戒烟的好方法

后来，袁伯伯经由检查，证实有冠心病，所以戒烟是第一步。但除此之外，他同时也被发现血压、胆固醇过高，这些也都要一并治疗。

戒烟是个人意志力的考验，需要家人的配合。更重要的是，医生要有强烈的叮咛与提醒，才能促使病人坚持下去。

刚开始戒烟会很难，但可以用一些方法，例如，向家人及亲朋好友宣布为了健康要戒烟，让大家一起督促执行，或寻求

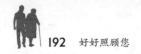

专业的戒烟门诊的帮忙等。

### 评估患冠心病的危险度

以下为台湾"卫生署"提供的 10 个问题，可以协助评估冠心病发作、冠状动脉疾病的危险度：

1. 是否抽烟？

2. 家中是否有抽烟者？

3. 是否一周运动 2 次以下，每次运动时间 30 分钟以上？

4. 是否超过理想体重？（BMI= 体重（kg）／身高（m$^2$），正常范围 18.5 ≤ BMI < 24）

5. 是否有注意胆固醇的摄取量？

6. 是否有注意脂肪的摄取量？

7. 摄取的水果和蔬菜量是否很少？

8. 家族中是否有冠心病病史患者？

9. 是否为 45 岁以上？

10. 是否罹患末梢血管疾病？

若回答"是"的答案达 4 个以上者，为了降低冠心病的危

## ◎詹医师给子女的贴心叮咛

对于任何一位吸烟者，戒烟都不是一件容易的事，但如果危及了健康，那么就不得不强迫自己。

若老人决定戒烟，除了老人本身的意志力外，家人的督促、提醒、鼓励、支持与配合，其实也很重要，或者如果觉得自己意志不够坚定，那么医院的戒烟门诊，也是可以考虑的。

险性，需要更加努力。

冠心病的诊断与治疗，通常需要基层医生与心脏内、外科医生通力合作，以及病人对症状的高度警觉，了解何时需要紧急就医。

老年人平时就要留意自己的身体状况，就医前要先准备好医生会问的问题，才能够让医生做最正确的诊断和治疗。所以，平时要了解自己的情况，才能正确回答医生的问题，让医生做出最适当的诊断。

· 心脏是从何时开始不舒服的？有什么症状？

· 心脏不舒服时，您在做什么？

·是从一开始就很不舒服，还是慢慢变严重？

·是不是还有其他症状，如恶心、冒汗、头晕或是心悸？

只有当医生完全了解病人的症状后，才能选择最适合的治疗方案，以确保每个人的健康。

# Part 3

## 陪伴爸妈，
## 走无憾的人生

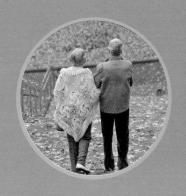

## 如何开口与爸妈谈身后事？——预立遗嘱／医嘱

有的老人不预立遗嘱的理由之一是："我如果把钱分给子女了，他们就不养我了。"

实际上，只要遗嘱写得清楚，甚至写明各种财产如何分配等，然后送到法院公证，就有效力了。老人也可以视情况，过一段时间就审视、更改。

在秋风送爽的季节，敏敏带着双亲到新北市三芝乡"看风景"，她在微博上晒出父母笑眯眯的合照。如果不是看她标示的地点，朋友们都不知道原来她带双亲去看他们未来的"新家"。

50岁的敏敏婚姻美满，有体贴老实的老公、一个上高中的可爱女儿，她很珍惜现在的生活，也感到很知足。虽然工作负责的是广告企划，事多且繁杂，下班时间也晚，但因为住在附近的父母常能帮忙照料，所以她并不会有"蜡烛两头烧"的疲惫感。

但可能是因为工作关系，她接触的人多，看的也多。这几年，她陆续听到亲戚、同学、朋友提到在父母过世后，子女为了争家产，兄弟姊妹之间反目，或者是为了照顾父母的责任分担，一家人吵得不可开交。

甚至还有一位朋友的哥哥与姐姐为了是否让父亲接受急救措施而大吵一架，结果让在病床上的父亲，硬是多折腾了3个月才过世。

## 无法让父亲"好走"的理由

据朋友描述，她父亲因重病插管住到重症监护室，到最后虽然已无法言语，但只要稍微清醒，老人家就会挣扎着要把插管拔掉。无奈因为家人意见不一致，医生只好继续使用维生医疗。

　　她父亲后来走的时候，满脸的怨恨与痛苦，兄姊们让父亲临终前多受罪，让她十分不能谅解。

　　而朋友的兄姊之所以不想让父亲"好走"的理由之一，就是遗产还未分配好，后来连要葬在何处、如何办丧事等，都吵了很久才决定。

　　等丧事一结束，一家人的关系也宣告破裂。

　　敏敏的朋友劝告敏敏，要尽可能在父母生前确定父母的"身后事"，包括要不要放弃急救、什么时候、需不需要申请安宁照顾，还有财产的分配、丧礼的形式、选择葬在何处等。

　　对中国人来说，跟父母或长辈谈论死亡，好像是大不敬的事。但这几年相关的宣传报道不少，社会上也愈来愈能接受先谈自己"后事"的观念。

　　敏敏就是趁最近陆续几则社会新闻，例如，因为父亲生前未讲好遗产分配，在父亲过世后，兄弟为了争财产竟持刀互砍，或者因为不想奉养老母亲，竟把母亲丢在派出所等。敏敏利用看这些新闻的机会，与父母讨论后事。

　　没想到，父母其实也想到了，于是敏敏开始搜集资料。另外，她利用假期，带父母郊游，顺便谈谈身后事，如，立遗嘱／医嘱、看墓地等。

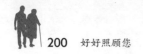

## 与父母讨论身后事时，最重要的是"时机"

在台湾人的观念中，遗嘱通常谈的是经济方面的问题，但在欧美国家的"预立医嘱"，基本上是写下来当自己没有办法亲自做决定时，要接受什么程度的医疗。从是不是要签放弃急救（DNR），到要不要接受人工喂食、要不要接受点滴、要不要住院等都是可以讨论的课题。

子女在与父母讨论父母的身后事时，最重要的是"时机"。要让父母觉得子女是关心他们，以避免引起老人的不快。

当然，老人本身自己也要有心理准备。有的老人不预立遗嘱的理由之一是："我如果把钱分给子女了，他们就不养我了。"

实际上，只要遗嘱写得清楚，甚至写明各种财产如何分配等，然后送到法院公证，就有效力了。老人也可以视情况，过一段时间就审视、更改。

## 老年人写好"身后企划书"

现在有越来越多的老年人都会在生前就明确告知子女，要如何走完人生的最后一程。85 岁的刘奶奶在老伴过世后，就找了儿子、女儿，对他们说，她不要无效的急救，如果是末期癌症，也不要积极治疗，就接受安宁缓和。

她要漂亮、有尊严地跟人生说再见。

不过，刘奶奶还交代："我怕火，所以不要火化。"刘奶奶的儿子在妈妈安详地离世后，找了妈妈生前看中的墓地，庄严地送走了挚爱的母亲。

刘奶奶的邻居陈董，从商场上风光地退下来后，对于自己的后事安排，一如他在事业上的冲刺，积极又明快。

他先预立遗嘱，并且每年都会重新评估，看看是否需要修改。

除此之外，他把如何办后事写得很清楚。如同企划案般，从要火化、要葬在风水不错的福地、丧礼以佛教仪式进行、要找法师念经等，连讣告要通知哪几位朋友的名单都列出来了。

他希望子女们可以依照他的"身后企划书"，处理他的后事。

陈董的子女虽然知道父亲对自己的后事已有准备，但当看到父亲如此周详地计划，心里还是感伤不已。

现在科技发达，也有老人选择用影音录下自己对后事的看法，这也能让子女们在想念父母时，有机会再看看父母的身影。

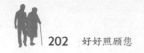

## 医生、护理师或是社会工作者的协助

某种程度来说，预立遗嘱不只是很现实地分配财产，毕竟有些人并没有什么房产、现金可以留给子女。但遗嘱就像是自己对子孙的家训，或趁此机会叮咛、提醒子女，以及有些平日说不出口的话，也能考虑写进遗嘱。

往往会让子女懊悔的是，在办完父母的告别式时，才发现竟然找不到任何文字或适当的照片，这是最让人感慨与唏嘘的。

对于医疗相关的"预立医嘱"部分，子女有时需要找适当的时机与父母讨论，有时或许不方便启齿，那么就可以借助非家人的建议，医生、护理师或是社会工作者都是适合的对象。

例如，"你去帮我跟我爸说啦，我们暗示他，他都似乎听不进去，但做子女的，还是要尊重老爸的意愿。"

医生也发现由非利害关系人出面暗示，反而可以触动老人的心思，让他们去下决定。

不论是讨论要不要签 DNR，到如何办后事，都需要一件件的来。现在的信息发达，相关的信息，如如何办手续等，都可以先找到，再一一研究并了解。

以预立遗嘱、财产分配来说，《相关规定》虽对财产的继承、分配做了要求，但是如果有白纸黑字的遗嘱，一方面可以让子女了解父母的意思，另一方面也能避免纷争。

## 老人做决定前，不妨与家人好好谈谈

安排自己的"后事"，有如检视自己的一生，需要有一番心理建设。

每个人的情况不同，要做决定前不妨与家人好好谈谈，沟通一下为何要做这样的决定。例如，最后一程为何选择不接受无效急救、为什么要安葬在某个墓园、为什么股票要给小儿子、房子要给长子等等，让子女知道安排的用意。

老人若愿意在生前就说清楚、讲明白，也能避免子女日后心存埋怨。

死亡并不可怕，就看用何种态度与方法去面对死亡这件事。

面对死亡，不只长者要做功课，为人子女者更应该为父母做好准备，让死者无憾，生者无悔。

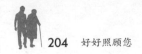

◎詹医生给子女的贴心叮咛

　　老人的离去，对子女来说，心里确实有万般不舍，但生、老、病、死，原本就是每个人必经的过程，谁也无法避免。既然无法避免，那么与其让子女为自己的后事争执，不如先交代清楚，让彼此没有遗憾。

**我要有尊严地离开——《预立安宁缓和医疗暨维生医疗抉择意愿书》**

　　阿松的父亲会选择《预立安宁缓和医疗暨维生医疗抉择意愿书》，就是因为看到同乡好友祥伯在癌症末期，不但饱受疼痛煎熬，他去探望时，老友连握他手的力气都没有了，只摇头叹气，无力地说："能不能早点解脱，不要再给我插什么管了。"

　　在科技公司上班的阿松，一向对工作认真、负责。有时为了专案，忙到没日没夜，所以常常一个月还休不到两三天假，但上个月，他反常地请了一个月的假。

　　阿松说，他平时太专注在工作上了，疏忽了对老父的照顾，但最近父亲病情加重，而父亲早早就签下《预立安宁缓和医疗暨维生医疗抉择意愿书》，选择要在家接受医院的安宁居家疗护，也就是医疗人员到府上照护，陪伴度过最后的日子。

　　身为人子的他，想好好陪伴父亲，让老爸安静、平和、无憾地走完人生最后一程。与阿松情况相似的是茹姐。40 多岁的茹姐是职场女强人，为了拼事业，她花在工作上的时间，其实比家庭还多。但不久前，她却突然辞职。一问之下，茹姐语重心长地说："我父亲走得早，幸好母亲是公务员，收入稳定，让我和妹妹虽然没有父亲，但日子过得无忧无虑。但也因为如此，我总觉得自己工作要更认真，才能对得起母亲的辛苦，只是没想到，我一直拼工作，却反而忽略了母亲的身体。"

　　茹姐的母亲 70 多岁了，她在女儿都结婚后，就从台北搬回南部故乡独居。她不爱麻烦女儿，女儿平常也只是电话问候，有时候女儿工作一忙，往往半年才回家探望母亲一次。

　　为了怕女儿担心，虽然老人有病痛，通常也不想让女儿知道，结果她们是在妈妈因癌症末期住院接到医院通知，才得知母亲得了这么严重的病，而母亲已告诉院方，放弃插管急救。

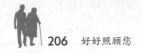

茹姐在清楚什么是 DNR 后，决定好好陪伴母亲，走完人生的最后一程。

## 家属要求医院，无论如何都要"救"？

什么是《预立安宁缓和医疗暨维生医疗抉择意愿书》？"安宁居家疗护"该如何申请？

在许多台湾家属的观念里，都希望医生救回病人的生命，哪怕病人得吃再多的药，或不断让病人打点滴、营养针、插管等，这些能维持生命迹象的措施，病人家属都希望医生一定要做。

其实，家属会如此要求医院，多半是来自亲戚指指点点的压力。

似乎如果放弃治疗就是不孝。所以家属通常会要求院方，一定要想尽办法急救。

不过，医生如果遇到末期病人，多半会告诉病人家属。告诉他们，这时病患就算插上气管内管、接上呼吸机，也常常无法改善病情。

## 饱受煎熬的家属

很多研究指出，末期的病人急救成功率很低，常常对病情无益，反而会让病人继续忍受各种不适，甚至要插更多的"管"。这样对病人是真的好吗？那么到底要如何选择呢？其实，对病人家属来说，做这样的选择，都是饱受煎熬的。

阿松的父亲会选择《预立安宁缓和意愿书》，就是因为看到同乡好友祥伯在癌症末期，不但饱受疼痛煎熬，他去探望时，老友连握他手的力气都没有了，只摇头叹气，无力地说："能不能早点解脱，不要再给我插什么管了。"

但因为祥伯子女的意见不同，又是大家族，他们怕被亲戚说闲话，所以即使好友哀求"让他好好走"，子女却都不敢同意。

结果拖了半年多，祥伯还是走了。

阿松的父亲在参加完祥伯的葬礼后，回家就请儿子去找相关的规定，他特别"告诫"儿子："若有这么一天，我要好好地走，不要给我做些其他的急救！"

## 插管等医疗措施不见得能延长生命

其实，插管等医疗措施不见得能延长生命。

根据美国的医学数据统计，病人有没有插管、接呼吸器，存活时间并无差别，插上气管内管，只会让病人更加不适。

目前，新版的《预立安宁缓和医疗暨维生医疗抉择意愿书》，其实是不施行心肺复苏术（CPR）急救（简称DNR）的延伸，这部分也有许多人分不清楚，以下为详细说明。

心肺复苏术（CPR）是从1960年起，是被全球医疗机构公认的急救标准作业程序，但早年是以抢救意外事故为主，例如，溺水、车祸、中风、中毒或心脏病突发等事件，不像现在几乎每个心脏停止跳动的就医病人都要接受CPR。美国曾针对26095名病人接受CPR的存活率做过研究，其中只有15%康复出院，85%的病人死亡。

有些病人就算当时被救活，长期的存活率也非常低；有些病人生活无法自理；或住在赡养机构，需依赖他人全天候照顾。

## 急救可能会造成病人身体极大的"损害"

CPR 是急救的利器，却也可能会造成病人身体极大的"损害"，常见的有胸骨压断、内脏破裂、大出血，还会有后遗症，例如，气管内插管，导致吸入性肺炎、感染等。

多数人最害怕的是救回一命后，却只能靠仪器维生，尤其某些病患 CPR 的成功率不高，可能更要考虑。

因此，医院会列出不适用 CPR 急救的状况，例如，病情无法好转、预期癌症或慢性病已到末期的病人。

给重症末期的病人插管急救，面临的是一旦插管就不能不"管"。但若病人情况无法好转，只会增加亲人的痛苦。

至于《安宁缓和医疗条例》则是在 2000 年颁布，经过 3 次修改，让台湾人在临终时，可以选择要抢救到底，接受心肺复苏术，或选择不施行心肺复苏术（即不插管、不心肺按摩、不电击等），以减少受到先进医疗科技无效医疗的折磨，能平和地离世。

而新加入的选项是，如果经过急救，施行维生医疗，如呼吸器、叶克膜等一段时间，病人还是无法恢复意识，无法拥有呼吸功能及维持稳定生命征象时，那么经过亲属同

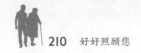
意，就可以撤除无效且痛苦的维生医疗措施（LST）（亦即拔管等）。

## 让亲人走得更有尊严、更平和

《安宁条例》第七条规定，不施行心肺复苏术或维生医疗，应符合下列规定：

1. 应由两位医生诊断确为末期病人。
2. 应有意愿人签署之意愿书。

因此，首先要有两位专科医生确定诊断为末期病人。

条例第三条规定：末期病人是指罹患严重伤病，经医生诊断认为不可治愈，且有医学上的证据，近期内病程进行至死亡已不可避免者。

病人必须经医生长期治疗（或有病历数据显示），患有如癌症、艾滋病、运动神经元萎缩病或重大器官衰竭（如脑、心、肺、肝、肾任一器官严重衰竭），并且自己签立 DNR 意愿书（或做医保卡 DNR 意愿之注记），或根据条例第七条规定，末期病人无签署意愿书且意识昏迷或无法清楚表达意愿时，由其最近亲属出具同意书代替。

第七条又规范无最近亲属者，应经安宁缓和医疗照会后，依末期病人最大利益出具医嘱代替，才可执行 DNR 或撤除 LST。

《安宁缓和医疗条例》的法律规定严格，就是要确定不插管急救（DNR）或拔管撤除维生医疗措施的条件，要保障病人不要再受病痛折磨，有尊严地离世，但也要保障病人的生存权益。

不能因为签了 DNR 意愿书，医生就可随便做或不做应该做的急救措施。

在西方国家，预立医嘱（DNR 只是一小部分），被视为社会进步的象征，病人有医疗决定权。

美国国会在 1991 年通过"病人自决法案"，要求医院需以书面告知成人病患医疗自决权益。

美国前总统克林顿及夫人希拉里，在法案通过两年后，带头签下了"预立医嘱"，公开表明"选择自然死"与"拒绝施行心肺复苏术"。

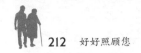

◎詹医生给子女的贴心叮咛

当爸妈生命走到尽头，身为子女，心里不免慌乱、焦虑，但是如果因为不舍、因为还没准备好家人的离去，或其他考虑而选择过多的抢救措施，其实反而无法让家人有尊严、平和地离开。"善终"是我们每个人都必须学习的一门功课。

根据统计，台湾一年死亡人数约155000人（其中包括癌症死亡占39000人），从"安宁缓和医疗条例"公布施行到2014年9月，已有255770人签了《预立安宁缓和医疗暨维生医疗抉择意愿书》。

这个数字虽比国外低，但已经有越来越多的人可以接受这样的观念，让自己及亲人的最后一程，能走得更有尊严、更平和。

有了法令，也要有相关配套措施。针对末期病人，除了各大医院有安宁病房及居家安宁服务之外，部分医疗院所，例如台大的金山分院还特别加强居家、安宁的善终服务。

如果原本采取在家里安宁缓和的个案在濒死的前几天，当症状无法处理时，可以选择住到医院的安宁病房。

不过，金山分院的居家安宁团队在前院长黄胜坚带领下，针对濒死病人，每日到家处理病人的病痛，不但能完成病人在家过世的心愿，也帮助病人减少身体上的痛苦，近年来得到许多反响与肯定。

## [名词解释]

安宁缓和医疗：为减轻或免除末期病人的生理、心理及灵性痛苦，施予缓解性、支持性的医疗照护，以增进其生活质量。

不施行心肺复苏术：对临终、濒死或无生命征象之病人，不施予气管内插管、体外心脏按压、急救药物注射、心脏电击、心脏人工调频、人工呼吸等标准急救程序或其他紧急救治行为。

不施行维生医疗：末期病人不施行用以维持生命征象及延长其濒死过程的医疗措施。

资料来源：财团法人台湾安宁照顾协会
　　　　　财团法人台湾安宁照顾基金会

**图书在版编目（CIP）数据**

好好照顾您 / 詹鼎正著. --北京：华夏出版社，2016.8
ISBN 978-7-5080-8880-8

Ⅰ.①好… Ⅱ.①詹… Ⅲ.①老年人－护理－普及读物
Ⅳ.①R473-49

中国版本图书馆 CIP 数据核字(2016)第 147735 号

北京市版权局著作权合同登记号：图字：01-2015-4784

**好好照顾您**

| | | |
|---|---|---|
| 著　　者 | 詹鼎正 | |
| 责任编辑 | 段素英　苑全玲 | |

| | |
|---|---|
| 出版发行 | 华夏出版社 |
| 经　　销 | 新华书店 |
| 印　　刷 | 北京中科印刷有限公司 |
| 装　　订 | 三河市少明印务有限公司 |
| 版　　次 | 2016 年 8 月北京第 1 版 |
| | 2016 年 8 月北京第 1 次印刷 |
| 开　　本 | 880×1230　1/32 开 |
| 印　　张 | 7.75 |
| 字　　数 | 135 千字 |
| 定　　价 | 39.00 元 |

**华夏出版社**　　地址：北京市东直门外香河园北里 4 号　　邮编：100028
网址：www.hxph.com.cn　　电话：（010）64663331（转）
若发现本版图书有印装质量问题，请与我社营销中心联系调换。